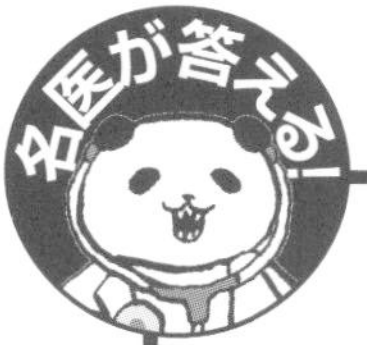

腎臓病治療大全

群馬大学大学院医学系研究科
医療の質・安全学講座教授
小松康宏　監修

講談社

はじめに

「腎臓の働きに問題がありそうだ」という指摘は、多くの人にとって思いもよらないことかもしれません。そもそも腎臓という臓器が体のどこにあって、どんな働きをしているのか、はっきり答えられる人のほうが少ないでしょう。

腎臓には、私たちが健康に生きていくために欠かせない、いくつかの大切な役割があるのですが、自分の存在を声高に主張することはありません。日夜黙々と働き続けている、とても控えめな臓器です。「寡黙《かもく》な働きもの」というと、「頑丈」「丈夫」などという言葉が思い浮かぶかもしれませんが、腎臓はじつはこうしたキーワードからは遠い存在です。細かな血管がたくさん集まっているため、血管の障害をもたらすような病気――たとえば糖尿病や高血圧などがあると障害を受けやすい、繊細な臓器のひとつでもあります。

腎臓病にはさまざまな種類がありますが、なかでも注目されているのが「慢性腎臓病（ＣＫＤ）」です。腎臓の働きが少しずつ低下していき、後戻りできなくなっていく状態で、日本の大人のじつに8人に1人は慢性腎臓病をかかえていると推測されています。

腎臓の働きが低下しても、自分ではほとんど気づくことができません。腎臓の働きが健康な状態の半分程度になっても自覚症状なし。なかには、2割程度になってしまっても、「なんの自覚症状もない」という人すらいます。けれど尿や血液には、自分で気づくよりずっと以前から「腎臓が弱っているサイン」が現れています。腎機能の低下を指摘されたら、「症状がないから大丈夫！」ではなく、「症状がない状態で見つかってよかった」と考え、対策を始めましょう。

本書は、健康ライブラリーイラスト版『腎臓病のことがよくわかる本』をＱ＆Ａの形に再編集し、気になるところから読んでもわかる1冊にしました。最新情報も加えています。本書が腎臓を守るための生活をスタートさせるきっかけとなり、みなさんの健康を守る一助となれば、望外の喜びです。

群馬大学大学院医学系研究科
医療の質・安全学講座教授
小松　康宏

名医が答える！　腎臓病　治療大全　もくじ

1 見逃さないで！腎臓からの危険信号

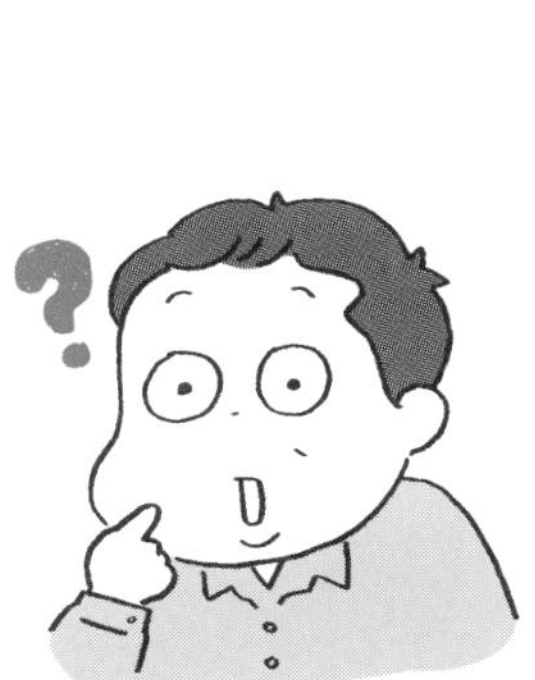

2 なにが起きている？ どうすればいい？

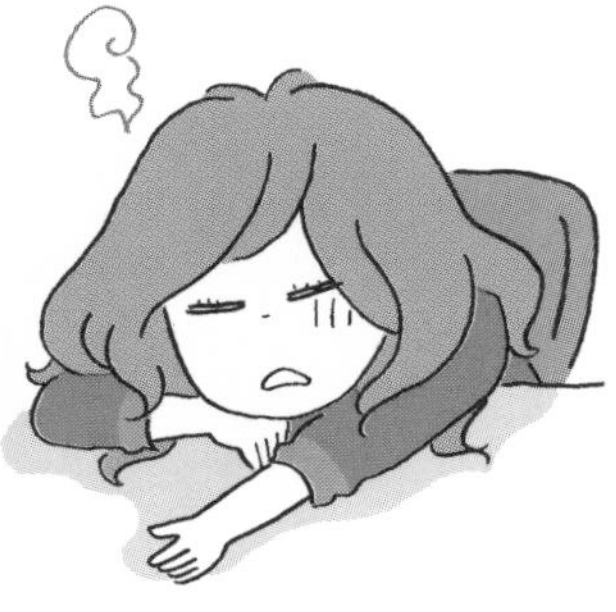

3 腎臓を長持ちさせる食事療法・運動療法

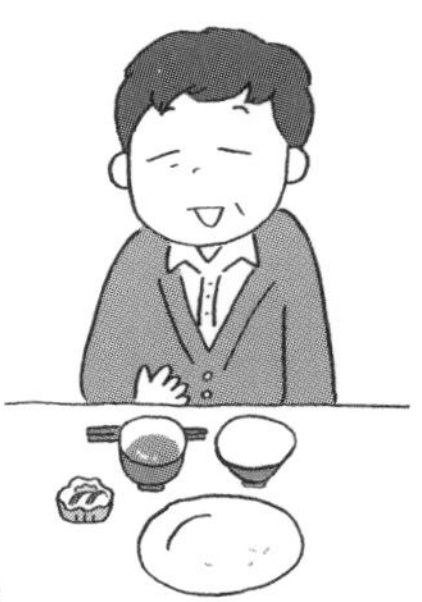

4 薬物療法で腎臓の働きを守る

5 それでも進んでしまった人のために

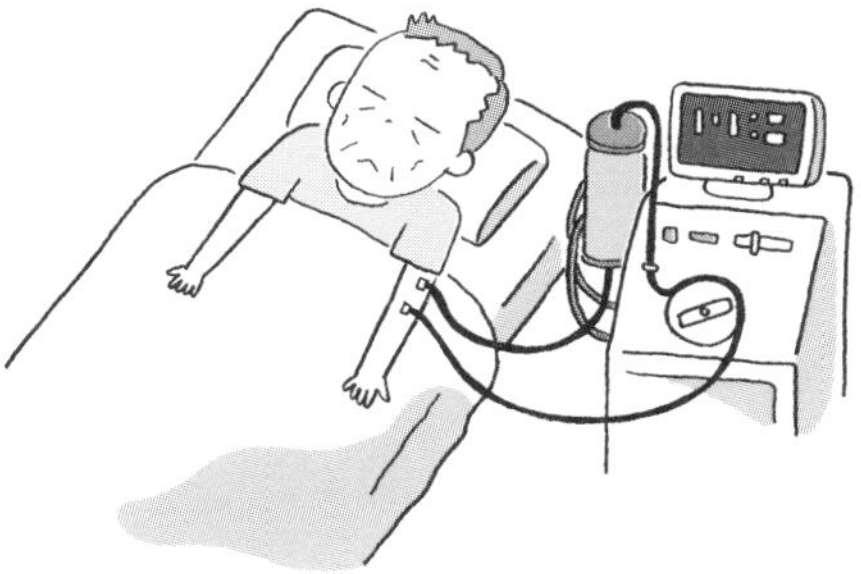

腎臓からのメッセージ

しのびよる腎臓病。早く気づいて適切な対応を！

「腎臓に問題あり」と指摘されても、これまで腎臓の存在など意識したこともなかったという人が多いのでは？　まずは腎臓と腎臓病についての基本情報を理解しておきましょう。

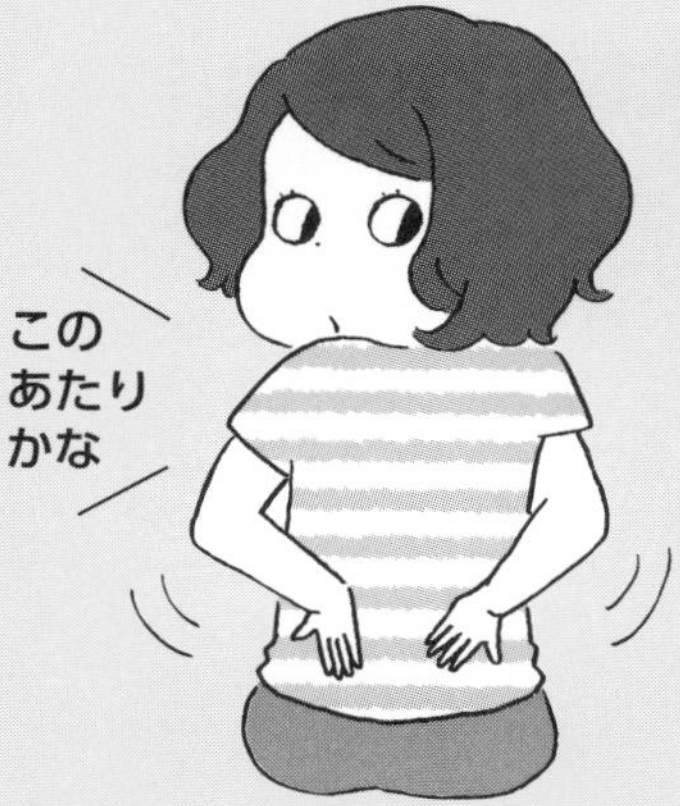
このあたりかな

腎臓は左右にひとつずつあります

腎臓は、背中側の腰より上のあたりに、左右ひとつずつあります。それぞれ大人の握りこぶしひとつ分程度の大きさです。

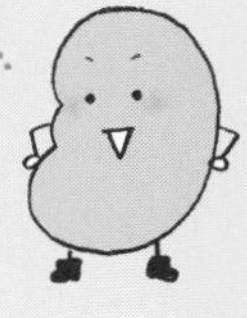
小さいけど、働きものだよ！

腎臓は生きていくために必要な臓器です

腎臓は、血液をきれいにしたり、体内の水分量を調節したりして、体の中の環境を整える大切な働きをしています。

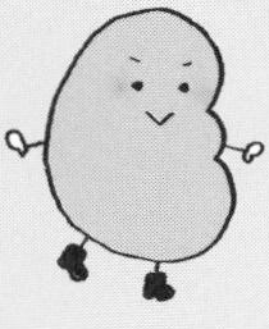
とってもおとなしいんだ

腎臓病は、腎臓の働きが悪くなることで起こります

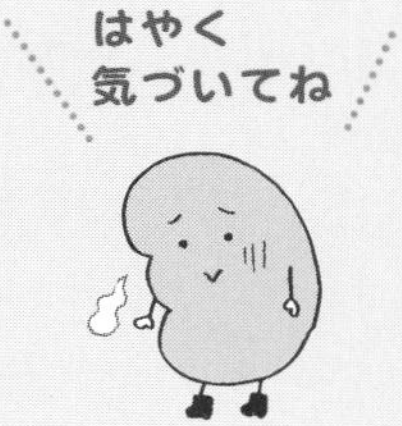

腎臓の働きが急激に悪くなり、体調がいちじるしく悪化する状態を**急性腎障害(AKI)**、腎臓の働きが損なわれた状態が長く続き、だんだんと悪化していく状態を**慢性腎臓病(CKD)**といいます。慢性腎臓病はなかなか症状は現れませんが、**油断のならない危険な病気**です。

主な原因のひとつは生活習慣病です

慢性腎臓病には、**糖尿病や高血圧、肥満・メタボリックシンドローム、脂質異常症などの生活習慣病が大きくかかわって**います。

なんと、**大人の8人に1人は、慢性腎臓病**の状態であることがわかっています。特別な病気ではないのです。

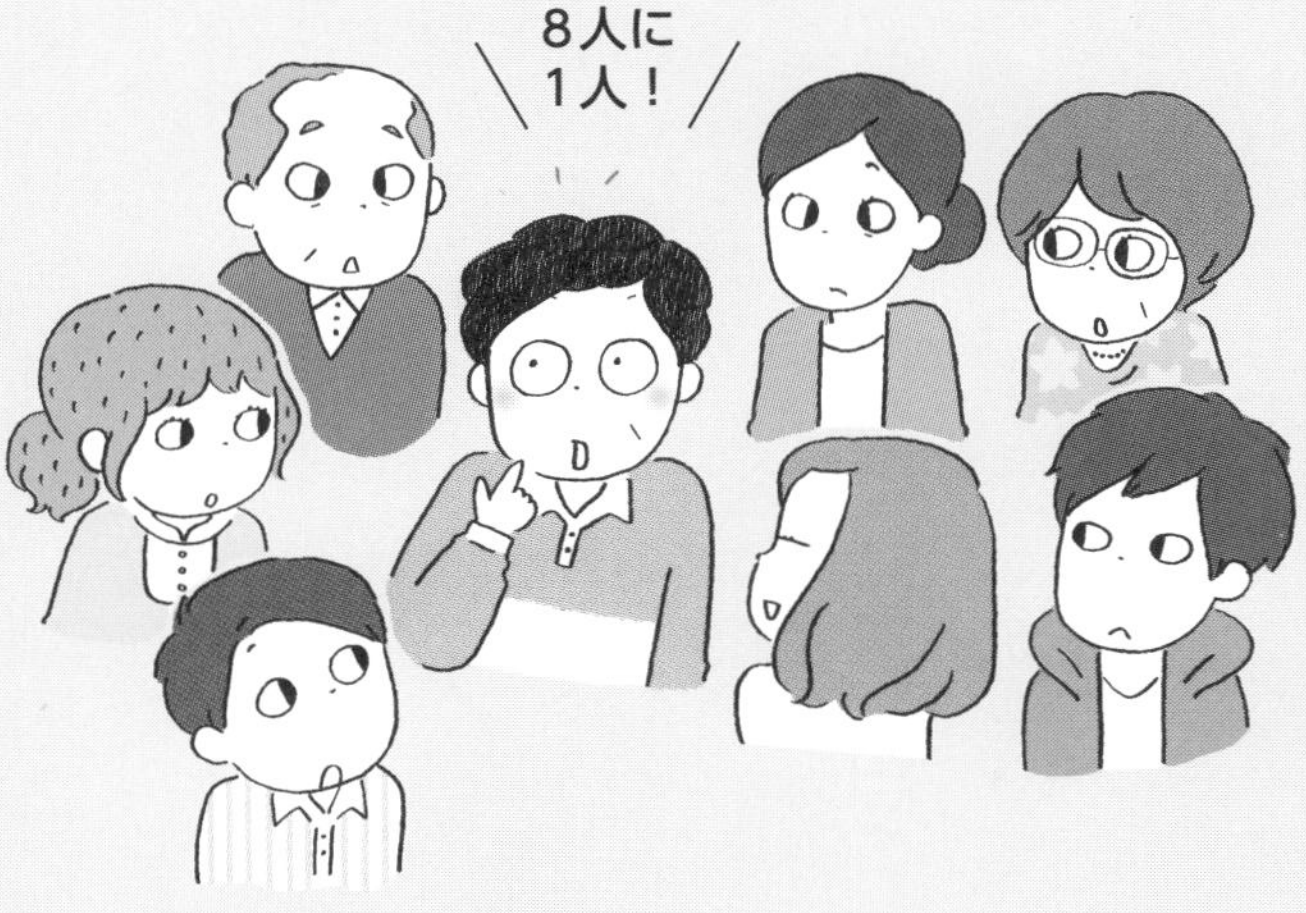

症状はほとんどありません

腎臓はとてもがまん強いため、**その働きが半分程度になってしまっても、自覚症状はほとんど現れません。**定期的な健康診断を欠かさず、腎臓の様子をチェックしておくことが必要です。

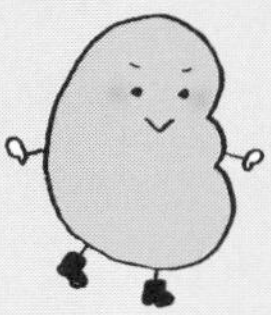

放っておくと悪化の一途をたどります

慢性腎臓病が危険な病気といわれている理由は２つあります。

ひとつは、**心臓病や脳卒中が起きやすくなること。**治療しない期間が長いほど、発症の危険性が高まり、場合によっては命にかかわることもあります。

もうひとつは、**腎臓の働きがどんどん悪くなり、透析まで進んでしまうこと。**透析を受ける患者数は年々増えています。

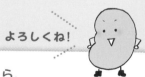

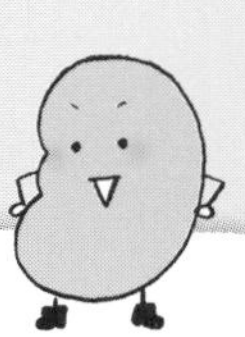

慢性腎臓病（CKD）とわかったら、進行をくい止めるために今すぐ対策を始める必要があります。あなた自身の取り組みが、あなたの腎臓を守り、すこやかな生活を守るために重要なのです。

1

見逃さないで！
腎臓からの
危険信号

Q1 腎臓にはどのような働きがありますか？

私たちの体をつくる細胞が元気に働けるように、腎臓は体内の環境整備をしてくれています。腎臓の働きのおかげで、体内に不要なもの、有害なもの（老廃物）がたまらずにすんでいるのです。

体の中で生じた老廃物は、体にとってゴミのようなもの。そのままにしておけば、血液の流れにのって体中にゴミがたまっていきます。そうならないように、いらないものは片づけて、血液をきれいにしてくれるのが腎臓なのです。

腎臓には、主に次のような役割があります。

- **血液をきれいにする**
- **各種ホルモンを分泌する**
- **尿をつくる**

腎臓がしっかり働いてくれることで、体の細胞の一つひとつが快適に活動できる環境がつくられていくのです。

腎臓が果たしている主な役割

腎臓の働きはなかなか自覚しにくいもの。だからこそ、その働きぶりを知っておきましょう。

各種ホルモンを分泌する

血管の拡張・収縮にかかわるホルモンを分泌して血圧を調整。血液中の赤血球の生成を促すホルモンや、骨の強化にかかわるホルモンをつくる働きもある。

血液をきれいにする

血液に含まれている老廃物などをより分け、血液を浄化する。

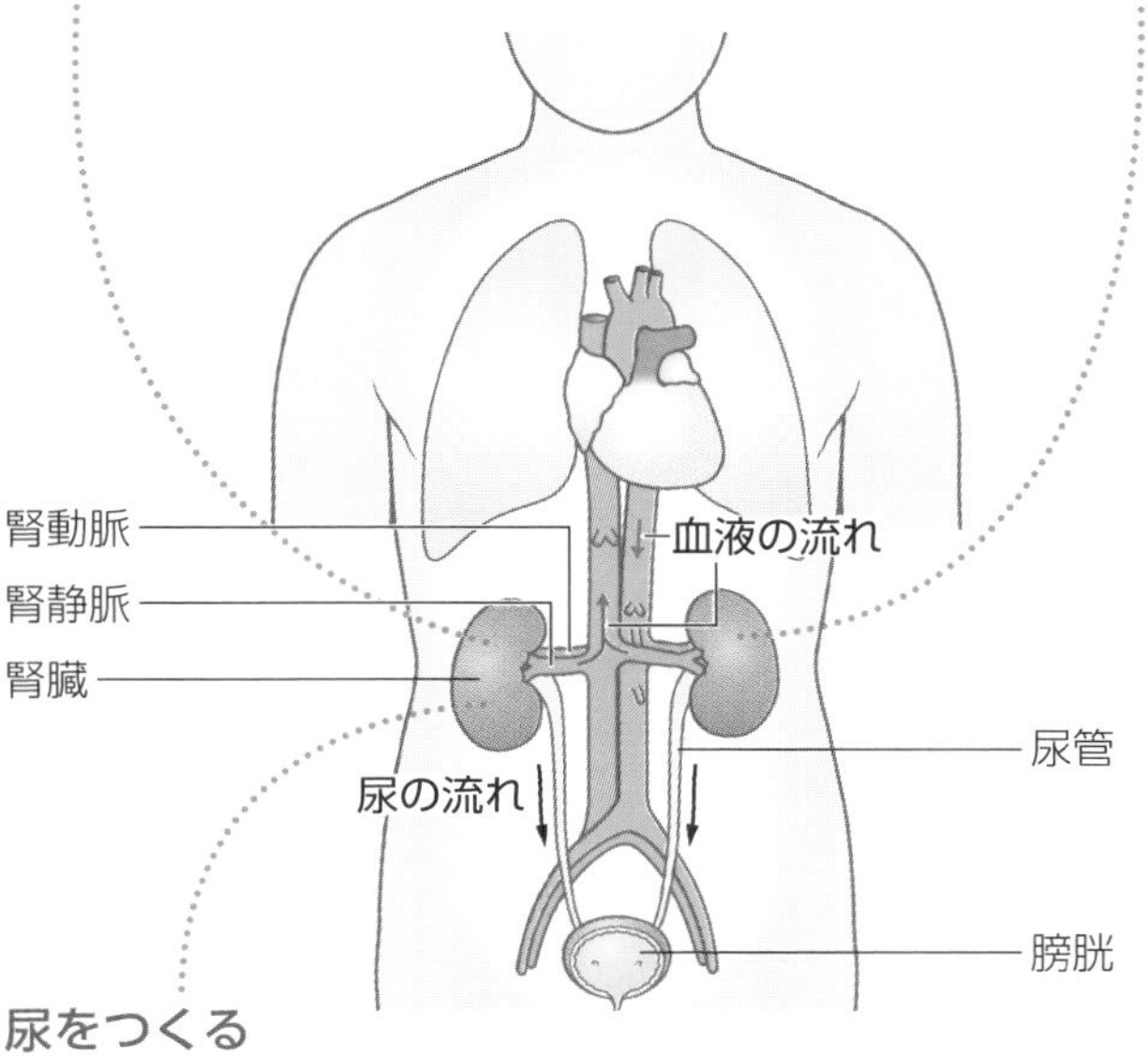

尿をつくる

老廃物などを含む尿のもと（原尿）から、体に必要な水分や成分を再吸収し、体内の水分量や成分量を調整。残ったものが尿として排出される。

Q2 腎臓で尿がつくられるしくみを教えてください。

腎臓には、糸球体《しきゅうたい》といわれる毛細血管のかたまりのようなものがたくさんあります。糸球体から続く尿細管《にょうさいかん》とともに、血液を浄化したり、尿をつくったりする役割があります。

そのしくみは、太い血管から大量の血液が腎臓へ流れ、無数に枝分かれしている腎動脈から腎臓内の糸球体に流れ込んでいきます。

ひとつの糸球体と尿細管のセットを「ネフロン」といい、左右の腎臓に100万個ずつあります。ネフロンが、いわば処理工場のような役割を果たしています。

腎臓に流れ込んだ血液は老廃物などが取り除かれてきれいになり、再び全身へと送り出されます。まず、**老廃物などを含む血液は、糸球体から尿細管に濾過《ろか》され、老廃物を含んだものが原尿となります。ついで、原尿に含まれる水分や栄養素のほとんどは尿細管で再吸収されて体に戻り、不要なもののみ尿として排出されます。**

糸球体と尿細管の働き

腎臓の糸球体は尿細管とともに血液を浄化し、尿をつくります。

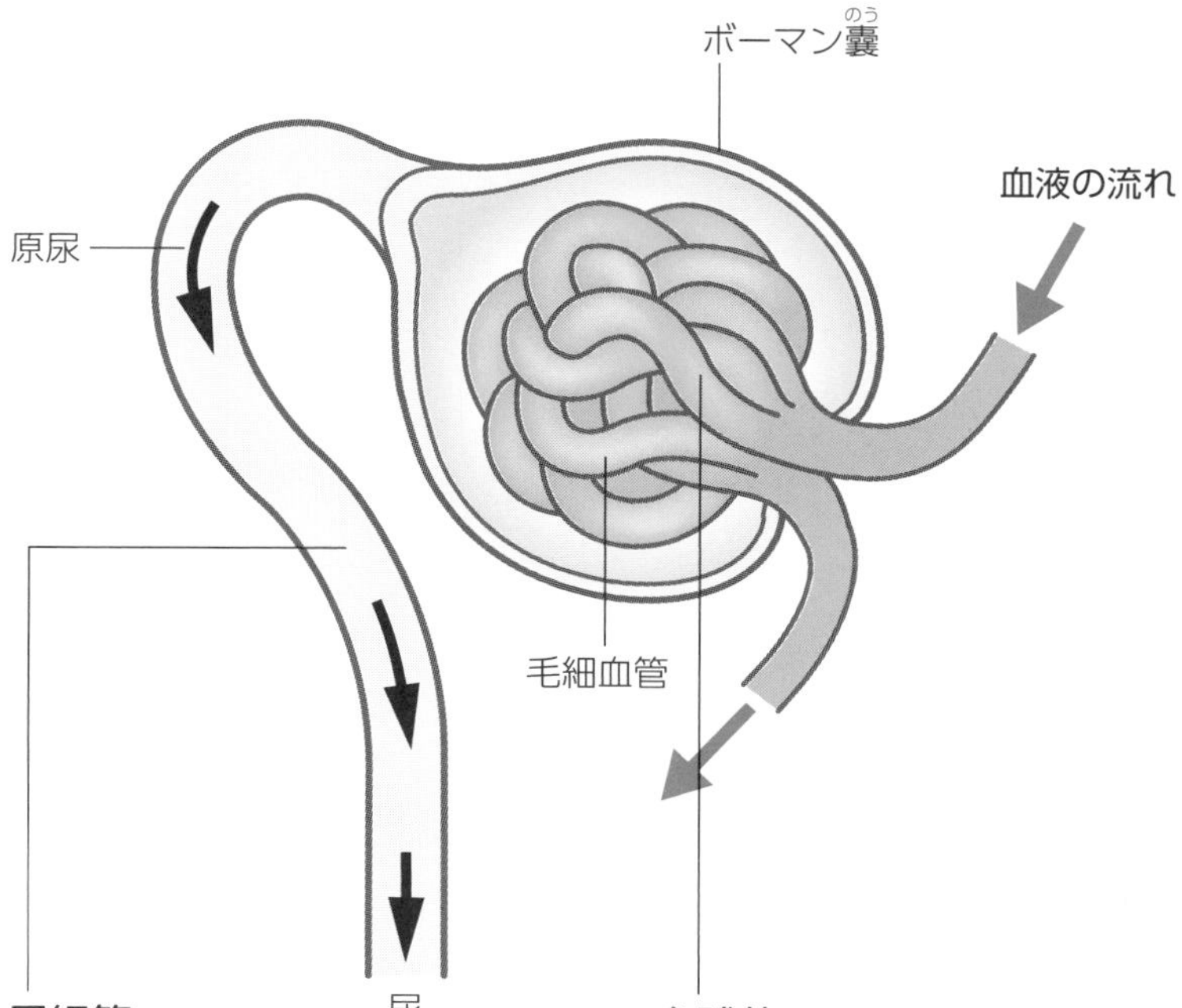

尿細管

糸球体を包むボーマン嚢からつながる原尿の通り道。尿管・膀胱・尿道へとつながっていく。

糸球体

糸球体の豊富な毛細血管がフィルターとなり、老廃物などを含む原尿が毛細血管の小さな穴から血管外に排出される。

ネフロン

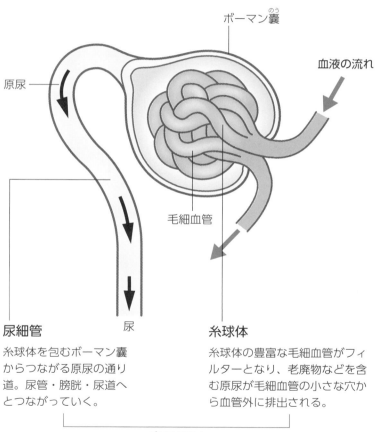

Q3 腎臓が弱っているのを早期に発見することはできますか？

腎臓の働きを「腎機能」といいます。

健康な人の場合、腎機能は20～30歳頃がピークで、年齢とともに少しずつ低下していきます。病的な要因が重なることで低下のスピードは速まり、後戻りできなくなっていきます。そうすると、強いむくみや倦怠感《けんたいかん》といった自覚症状が出るようになります。

しかし、腎機能が少しずつ落ちていく慢性腎臓病の場合、自覚症状だけで早期発見することはできません。

「なにか変だ」と気づくような症状が出始めるのは、腎臓の機能低下がかなり進み、腎機能が残りわずかの状態になってから。そうなる前に定期的な検査で腎臓の状態を確かめておき、「問題あり」とわかったらすぐに対策を始めることが大切です。

Q4 腎機能が低下するとどんな症状が現れますか？

腎臓は、**その働きが健康なときの半分程度になっても症状はみられず**、ほとんどなにも感じません。**腎機能が、正常時の30％以下になるとさまざまな不快症状が起きやすくなります**が、10～20％程度になっても症状を自覚しない人もいます。腎機能低下による自覚症状が現れる前に、心臓病や脳卒中などが起きてしまうこともあります。

腎臓がほとんど働かない末期腎不全の状態になると、体中に老廃物がたまる尿毒症（→P66）の状態に。放置すれば命にかかわるため、透析治療などが不可欠になります。

▼進行するとみられる症状

- だるさ
- 食欲不振
- 吐き気
- 手足のむくみ
- 貧血
- 夜中に何度もトイレに起きる
- 顔色の悪さ

Q5 尿検査で腎機能の状態がわかりますか？

尿を調べれば、自覚症状が現れる前の段階で腎臓の異変に気づくことが可能です。尿にたんぱく質が含まれていたり血液が混じったりしていたら、再検査が必要です。

健康診断でおこなわれる尿検査では、尿に試験紙を浸し、試験紙の色の変化から、たんぱく質や血液が尿中に含まれているかどうかを判断します。

通常、試験紙で検出されるほどのたんぱく質や血液が尿とともに排出されることはありません。ですから、**「＋《プラス》（陽性）」の場合、腎臓になんらかの問題が生じている可能性があります。**

●たんぱく尿

たんぱく質を含む尿がたんぱく尿です。たんぱく尿が1＋以上の場合、腎臓になんらかの異常が生じている腎障害が疑われます。ただし、「たまたま陽性」のことも。激しい運動のあとや発熱時などは、たんぱく尿が出やすくなることもあります。これを、生理的たんぱく尿といいます。再度、尿検査を受けてチェックしておきましょう。

● **血尿（尿潜血《にょうせんけつ》）**

尿に血液の成分が混じっている状態が血尿です。含まれる血液の量がわずかな場合、尿が赤く染まるようなことはありません。肉眼でわからない程度でも、尿検査をすれば血尿かどうかがわかります。

腎臓に問題がなくても、膀胱や尿道など尿の通り道である泌尿器からの出血や、女性の場合、月経血が混じって陽性になることもあります。その場合は、原因の究明が必要です。

とくに、**たんぱく尿と血尿がともに陽性の場合には、腎障害のおそれが高い**といえます。必ず再検査を受け、腎臓の状態をしっかり確認しておきましょう。

また、尿検査が－や±でも、ほかの尿検査や血液検査で問題がなければ、1年に1回の健康診断を定期的に受けましょう。

▼**尿検査の記号の見方**

（－）
陰性。ほぼゼロ。

（±）
ゼロではないが明らかに陽性というほどの濃度ではない。

（1＋、2＋……）
陽性。数字が大きいほど濃度が高い。1＋以上は再検査となる。

Q6 血液検査では、どの項目をチェックしたらよいですか？

血液の浄化は、腎臓の大切な働きのひとつ。血液中の老廃物の量を調べれば、腎臓の働きぐあいの見当がつきます。腎臓がきちんと働いていれば、血液中の老廃物の量は一定範囲内にとどまります。**老廃物の量が増えていれば、腎臓の働きに不具合が生じているサイン**と考えられます。

血液検査項目のうち、腎機能を知るために注目したいのは、**血清クレアチニンとGFR（糸球体《しきゅうたい》濾過量《ろかりょう》）です。**

●血清クレアチニン

筋肉中の不要になったたんぱく質が分解されてできる**老廃物の一種です。**大半のクレアチニンは腎臓の糸球体で濾過され、尿とともに排泄されていきますが、腎臓の働きが低下していると、濾過しきれずに血液中に残る量が増えてしまいます。

血清クレアチニン値は、年齢や性別による体格の違いなどによって個人差が大きい

腎臓の働きぐあいを確かめる

血液検査の結果から腎臓のぐあいが確かめられます。
健康診断などの結果と照らし合わせてみましょう。

GFR（糸球体濾過量）

60 未満

↓

再検査

血清クレアチニン

男性　基準値　0.5 ～ 1.1mg/dL

女性　基準値　0.4 ～ 0.8mg/dL

※基準値はあくまでも目安。筋肉量が多いと老廃物も増えるため、体格や年齢などにより問題ないといえる範囲は異なる。

推算 GFR=194×血清クレアチニン値$^{-1.094}$×年齢$^{-0.287}$
（女性はさらに×0.739）

上記の計算式では標準的な体型（体表面積 1.73㎡）に補正された GFR 値が算出されるため、単位は mL/分/1.73㎡となる。GFR は実測も可能だが手間がかかるため、通常は血清クレアチニン値から計算する推算 GFR（eGFR）を用いる。血清クレアチニン値と年齢、性別から、GFR 早見表（https://jsn.or.jp/guideline/pdf/CKDguide2012_3.pdf）で調べることもできる。

▼血清クレアチニンと GFR の関係

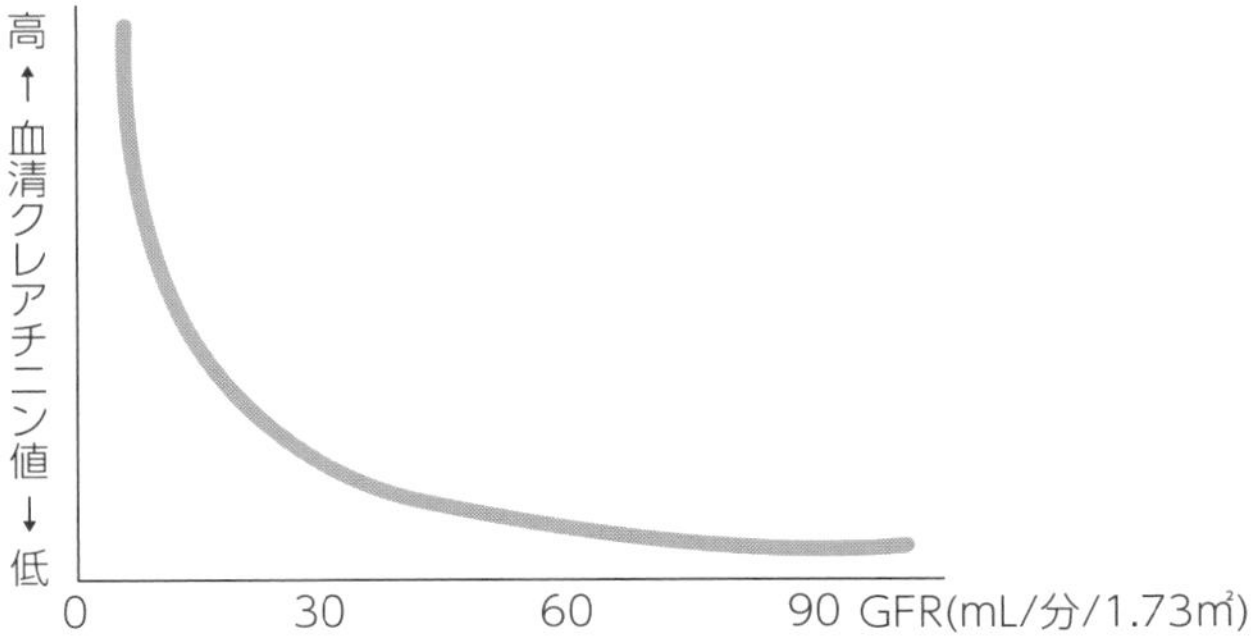

ため、次のGFRを腎機能の指標とするのが一般的です。

●GFR（糸球体濾過量）

腎臓の働きぐあいの指標とされ、腎臓の糸球体（↓P16）で1分間に何mLの血液が浄化されているかを示す値です。**GFRの数値が大きいほど、腎臓の働きはよい**と判断することができます。GFRの数値が一定レベル以下の場合や、年々低下し続けている場合には、腎臓の状態を詳しく調べておくことが必要です。

推算GFRは、23ページの計算式で算出できます。血清クレアチニンにくらべ筋肉量や食事などの影響を受けにくいとされる「血清シスタチンC」の値から算出することもあります。GFR早見表（↓P23）で確認したり、インターネットで「GFR」「計算式」などの検索ワードを打ち込めば、自動計算可能なサイトが表示されるので利用してもよいでしょう。

いずれも1回の検査数値で判断するのではなく、毎年の変化をみていくことが大切です。たとえ正常範囲内であったとしても、毎年、少しずつ数値が悪くなっていくようなら注意が必要です。

Q7 健診で「再検査」といわれました……。

健康診断などの尿検査で、たんぱく尿や血尿（尿《にょう》潜《せん》血《けつ》）が1＋以上だと「再検査」といわれます。**かかりつけ医のもとで再度、尿検査を受けましょう。**

再検査の結果、下記の結果目安にあてはまらず様子をみることになったとしても、「そのまま放置しておいてよい」というわけではありません。腎臓を守る取り組みを始めることがすすめられます（↓3章）。腎臓によい生活の実践は、全身の健康にもよいことばかり。決してムダにはなりません。

尿潜血だけの場合は、泌尿器系の問題がないか、チェックしてもらいましょう。

▼再検査の結果の目安

尿	たんぱく尿	2＋以上
	たんぱく尿・血尿とも	1＋以上
GFR	40歳未満	60未満
	40歳以上～70歳未満	50未満
	70歳以上	40未満

上記のいずれかに当てはまれば、
腎臓専門医を受診する。

Q8 腎臓専門医を受診すると、どのような検査をしますか？

かかりつけ医で再度、尿検査や血液検査をした結果、腎臓の働きに問題が生じていることが判明しても、原因まではわかりません。原因を確かめるには、さらに詳しい検査が必要です。また、腎機能は、年齢とともに徐々に低下する傾向がみられます。腎臓専門医への受診は、再検査の結果や年齢など、個人個人の状態を考慮したうえで判断します。

腎臓専門医を受診すると、必要に応じていくつか検査をします。

血液と尿の検査では、**血清クレアチニン**（↓P22）**を測定し、ＧＦＲ**（↓P24）**を再確認します。**クレアチニンよりも正確にＧＦＲを推定できる**シスタチンＣを測定することもあります。ナトリウム、カリウムなどの電解質や、免疫に関する検査をおこないます。尿たんぱくの種類や量も測定します。**

画像検査では、腎臓や血管、尿管などの形に異常はないか、腎臓内に嚢胞《のうほう》（水が入

主な画像検査

腎臓の形態などが気になるときは、以下の画像検査をおこなうことがあります。

超音波検査	腎臓の形状、嚢胞や腫瘍、結石の有無などを確認
CT検査	超音波検査で見つかった異常を詳しく調べる
MRI検査	CT検査よりさらに鮮明な画像が得られる
尿路造影検査・血管造影検査	造影剤を注入したあとエックス線撮影する
腎シンチグラフィー	腎臓の血流量なども確認できる

った袋状の組織）、腫瘍《しゅよう》、結石などが存在しないかを確かめます。

また、腎臓の組織の一部を採り、顕微鏡で確認する検査をおこなう場合もあります。これを「**腎生検**」といい、糸球体腎炎《しきゅうたい》（↓P56）の疑いがある場合などに実施されます。

腎生検は、超音波画像で位置を確認しながらおこないます。腎臓には血管がたくさんあり、大出血する危険性があるため、検査を受けるには数日間の入院が必要になります。

Q9

「異常なし」でも注意が必要な場合はありますか？

生活習慣病や、生活習慣病の影響を受けやすい腎臓の病気は、多くの場合、長い年月をかけて徐々に悪化していきます。今後の変化を予測するうえで、過去の検査数値は貴重な判断材料になります。

その前提として、毎年、きちんと健康診断を受けることが必要なのはいうまでもありません。

毎年の健康診断では、とくに次の数値を確認しましょう。

- **血清クレアチニン値が上昇していないか**
- **GFR値が下がっていないか**
- **血糖値が上昇していないか**
- **血圧が上昇していないか**
- **血尿、たんぱく尿が出ていないか**

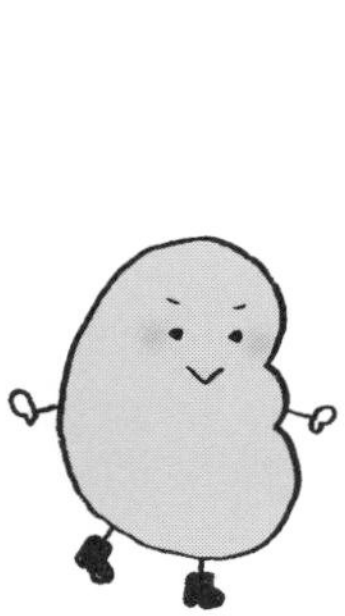

Q10 糖尿病や高血圧があると腎臓が悪くなりますか？

健康診断の結果、たとえ尿検査や血液検査で異常が認められなかったとしても、生活習慣病がある人は注意が必要です。とりわけ**糖尿病や高血圧は、腎臓に大きなダメージを与えることがわかっています。**

糖尿病や高血圧をまねくような生活習慣は、腎臓をじわじわとむしばんでいきます。腎臓を守るためには、生活習慣病の予防・治療が欠かせません。たとえ今は腎機能に大きな問題がないとしても、早めに対策を開始することが重要です。

また、高血糖、高血圧の状態が続くと、血管が傷んで、腎臓病の原因になることもあります。腎臓の糸球体《しきゅうたい》（↓P16）は毛細血管のかたまりであるだけに影響が出やすく、腎機能の低下に結びつきやすいのです。

Q11 血糖値の正常範囲を教えてください。

血液中の糖は、生きていくために欠かせないエネルギー源。しかし、その量が多すぎると血管を傷めてしまいます。血糖値が高い状態が続いたまま放置しておくと、腎臓の働きを低下させます。

●正常型の判断基準（日本糖尿病学会による）

早朝空腹時血糖値　110㎎／dL未満　かつ

ブドウ糖負荷検査で2時間値　140㎎／dL未満

どちらも満たしていれば、糖尿病の心配はありません。どちらか、あるいは両方とも超えていれば糖尿病、あるいは糖尿病予備軍ともいえる境界型の疑いがあります。

糖尿病と診断されている人は、通常の尿検査では陽性にはならない程度の、ごくわずかなたんぱく質も検出できる「微量アルブミン検査」を受けておきましょう。糖尿病がもとで生じる腎臓の病気は、早期発見・早期治療が重要です（→P48）。

Q12 血圧の目標値を教えてください。

血液が動脈の血管壁に与える圧力が血圧です。**血圧が高いようなら腎臓も要注意。**高血圧は糸球体《しきゅうたい》の毛細血管を傷め、腎機能を低下させるからです。腎機能が低下すると、血圧が上がりやすくなるという悪循環に陥りやすくなります。

ちなみに、心臓が収縮して血液を送り出すときに血圧は最大（収縮期血圧）、拡張したときに最小（拡張期血圧）となります。

▼血圧の目標値

	診察室で測る	自宅で測る
収縮期血圧(上)	130mmHg未満	125mmHg未満
拡張期血圧(下)	80mmHg未満	75mmHg未満

血圧は上記よりどちらも下回っているのが理想的。どちらかでも上回っていれば、改善が必要。

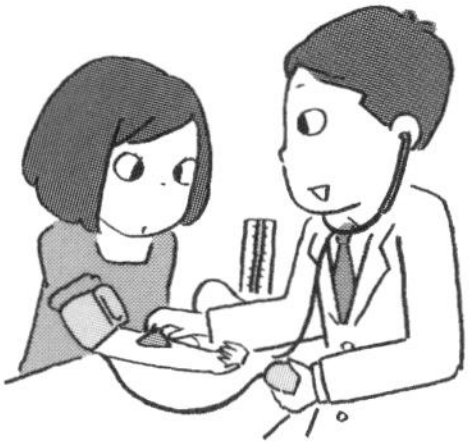

Q13 メタボも腎臓を傷めますか？

肥満の人はたんぱく尿が出やすく、腎機能の低下をまねきやすいことが知られています。そのため腎機能の低下がみられたら、肥満の解消がすすめられます。

肥満に加え、糖尿病や高血圧、血中の中性脂肪やHDLコレステロールが多すぎる脂質異常症などをかかえている状態を「メタボリックシンドローム（メタボ）」といいます。**腎臓に与えるダメージは、より深刻**になりがちです。

メタボでいう肥満の場合、おへその高さで測った腹囲が男性85㎝以上、女性90㎝以上なら、より危険な太り方とされます。このような太り方だと、内臓のまわりに脂肪がたまっていると考えられます。

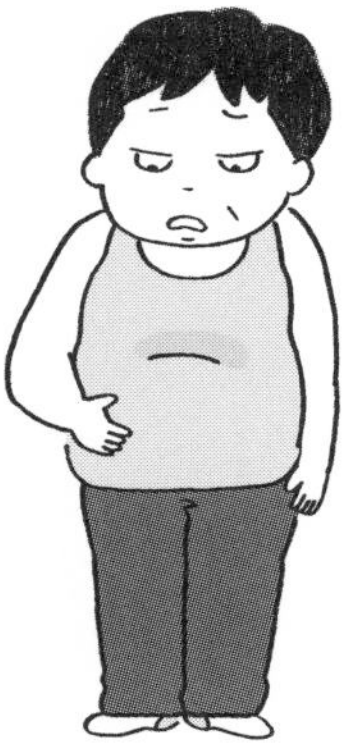

2

なにが起きている？どうすればいい？

Q14

腎臓も老化するのですか？

腎臓は加齢とともに老化していきます。左ページのグラフは腎機能と年齢の変化を示しています。

折れ線グラフの傾きがゆるやかで、そのまま下降し続けても寿命が尽きる前にゼロに至ることがないと推測される程度なら、あわてなくても大丈夫です。

しかし、腎機能の低下を進める要因が重なれば、低下のスピードは速まり、下降線の傾きは大きくなっていきます。すでに年齢不相応に腎機能が低下している場合には、傾きを大きくする要因を取り除かないかぎり、腎機能がゼロになってしまうおそれがあります。

生涯、自分の腎臓に働き続けてもらうためには、現状を正しく把握するとともに、変化のぐあいをみながら適切な対策を打っていく必要があります。

老化と病気のとらえ方

腎臓の働きが年齢とともに少々低下するくらいなら、病気ではなく「老化」ととらえるのが自然です。

▼腎機能と年齢の変化（男性の場合）

GFR※が60より低い、あるいは60以上でもたんぱく尿（糖尿病の場合はアルブミン尿）がみられる場合には、慢性腎臓病と診断される（→P38）。

老化といえる変化

健康な人でも、GFRは10年で5mL/分/1.73㎡程度低下していくことが多い。この程度は老化ともいえる。

早めに適切な対策を始められるかどうかで、低下のスピードは変わってくる。

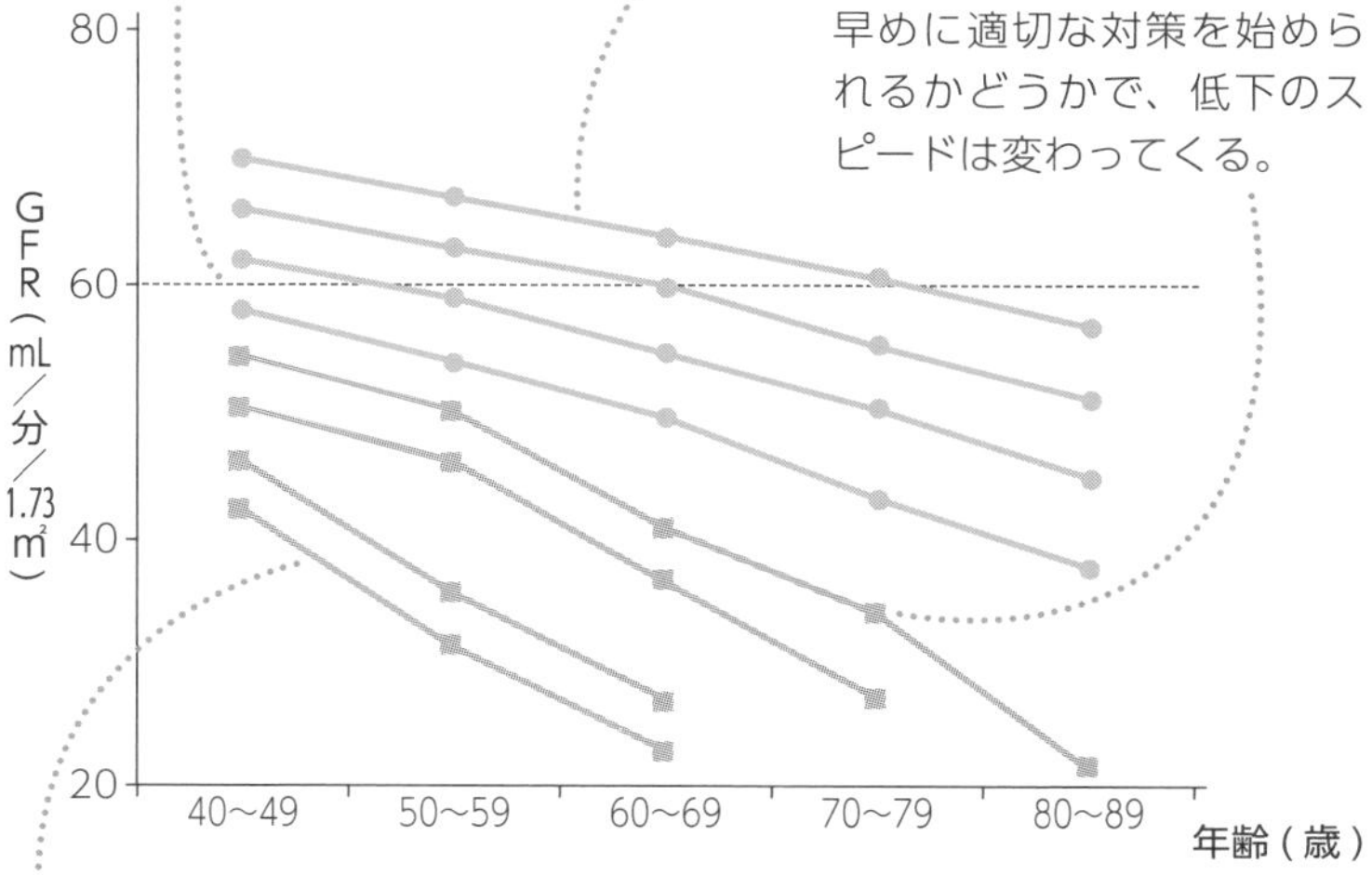

病的な変化

GFRの数値が低いほど、腎機能が低下するスピードは速まる。この変化は「病的」。

※GFRとは、腎臓の糸球体《しきゅうたい》で1分間に何mLの血液が浄化されているかを示す値。数値が高いほど腎臓の働きはよい（→P24）。

（日本腎臓学会編『CKD診療ガイド2012』より）

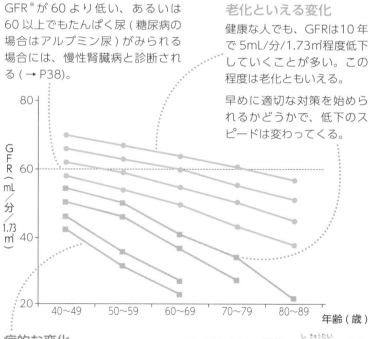

Q15 急性腎障害とはどんな病気ですか?

加齢だけでは説明のつかない腎機能の低下がみられたら、放置しておくのは危険です。病的なもの、つまりは腎臓病として適切に対応していく必要があります。

腎臓病にはさまざまなものがありますが、大きく2つに分けることができます。**急激に腎機能が低下していく「急性腎障害」と、ゆっくり進行していく「慢性腎臓病」**(→P38)**です。**

急性腎障害(AKI:Acute Kidney Injury)**は、発症とともに数日間、ときには数時間のうちに急激に機能低下が進んでいく状態です。**腎臓自体に原因がある場合だけでなく、全身状態の悪化や、腎臓より下の泌尿器に問題が生じた場合にも、腎機能の低下がみられることがあります。

主な原因には、次のようなものがあります。

- 腎臓での血流障害…**腎動脈血栓、血栓性血小板減少性紫斑病《しはんびょう》**など

● 糸球体《しきゅうたい》疾患…**急性糸球体腎炎、急速進行性糸球体腎炎**など（→P56）

● その他…**薬剤性の腎障害、尿路閉塞**など

溶連菌《ようれんきん》感染による急性糸球体腎炎は、自然に回復することがほとんどです。その他の原因でも、早期に適切な治療を受けることで、腎臓の働きは回復することが多いのですが、手当てが遅れ、急激に腎臓の働きが失われれば、命にかかわることもあります。

むくみや強い倦怠《けんたい》感《かん》などの自覚症状が出てくる。

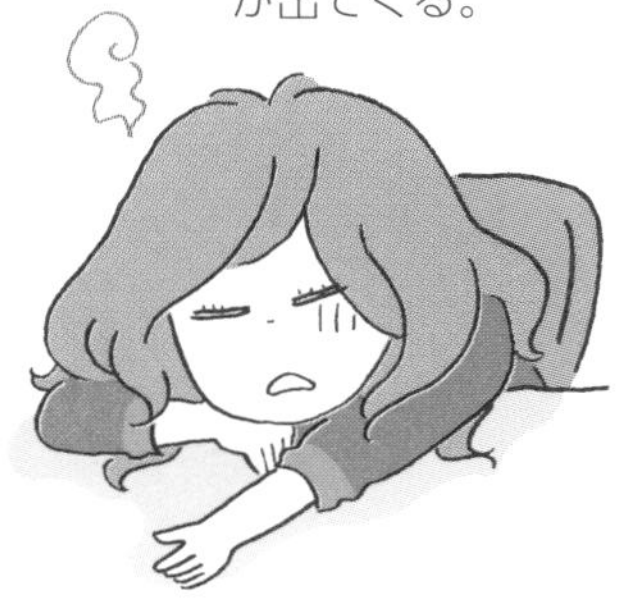

▼急性腎障害の診断基準

❶ 48時間以内に血清クレアチニンが 0.3mg/dL 以上上昇

❷ 7日以内に血清クレアチニンが前値の 1.5倍以上に増加

❸ 6時間の尿量が 0.5mL/kg/h 未満に低下

❶、❷、❸のいずれかを満たす場合

（「KDIGO ガイドライン 2012」より）

Q16 慢性腎臓病とはどんな病気ですか？

慢性腎臓病（CKD：Chronic Kidney Disease）**は、腎臓になんらかの障害が起きていたり、腎臓の働きぐあいが一定レベル以下になったりしたまま、3ヵ月以上続いている状態です。**糖尿病、高血圧などの生活習慣病が深く関係しており、放置しておけば徐々に腎臓の働きが弱くなっていきます。

主な原因には、次のようなものがあります。

- **糖尿病が原因で起こる糖尿病性腎症**（↓P48）
- **高血圧が原因で起こる腎硬化症**（↓P53）
- **糖尿病、高血圧、脂質異常症、高尿酸血症などの重なり**
- **遺伝性が高い多《た》発《はつ》性《せい》嚢胞《のうほう》腎《じん》**（↓P54）
- **糖尿病性腎臓病**（↓P49）

慢性腎臓病は、急性腎障害にくらべ、患者数が多いにもかかわらず放置されがちです。自覚症状に乏しく、そもそもかかっていることに気づいていない人が多いうえ、尿検査などで異常を指摘されても、切迫感がなくそのままにしているという人も少なくありません。

慢性腎臓病は放っておけば確実に進行していきますが、ただちに命にかかわるわけではありません。生活習慣との関係が深いだけに、進行を止めたり、遅らせたりすることは十分に可能です。

極度に進行するまで、なかなか症状は現れない。

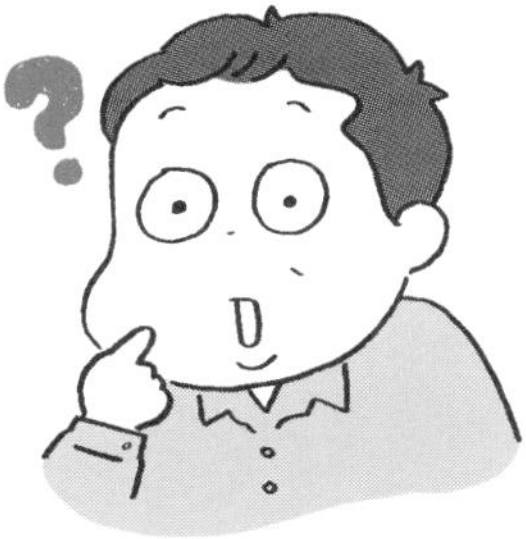

▼慢性腎臓病の診断基準

❶ 尿異常、画像診断、血液、病理で腎障害の存在が明らか。とくに、たんぱく尿（糖尿病の場合は微量アルブミン尿）の存在が重要

❷ GFR が 60未満

❶、❷のいずれか、または両方が３ヵ月以上持続する

（日本腎臓学会編『CKD 診療ガイド 2012』より）

Q17

慢性腎臓病は以前からあった病気ですか？

慢性腎臓病（ＣＫＤ）という病名は、たんなる総称ではありません。糖尿病性腎症、腎硬化症、慢性糸球体腎炎《しきゅうたいじんえん》、多発性嚢胞腎《たはつせいのうほうじん》などのさまざまな腎臓病にみられる「慢性的に腎機能が低下していく病気」という共通点に注目し、大きくとらえ直すために、**21世紀に生まれた新しい概念です。**

２００２年、米国腎臓財団の提唱からスタートし、その定義、診断基準などが定められてきました。

背景には、慢性的な腎臓病は気づかれにくく、透析が避けられないほどにまで悪化してはじめて発見される人があまりにも多いという事実がありました。

いずれの病気も、腎機能の病的な低下に早く気づき、より早い段階で手を打つことが重要です。腎機能そのものに着目して腎臓の状態を把握することで、徐々に進行していく腎臓病の早期発見・早期治療に結びつきやすくなったといえるでしょう。

Q18 慢性腎臓病の進みぐあいはどのようにわかりますか？

長い付き合いになるのが、慢性腎臓病です。できるだけ早い段階で腎機能の低下を防ぐための対策をとり始めることが、腎臓の働きを長持ちさせる秘訣です。

慢性腎臓病かどうか、どれくらい進んでいるかは、**GFR**（↓P24）**の数値や尿検査の結果が目安になります。**

●GFRの値

腎臓の働きぐあいを示すのがGFRの値で、血清クレアチニン値から計算します（↓P23）。90を上回っていれば正常、**下回っていても60を超えていれば「まあまあ働いている」**といえます。

●たんぱく尿（アルブミン尿）の程度

尿にたんぱく質やアルブミンが含まれている場合には、腎障害が起きている可能性が高いといえます。**故障をかかえながら無理に働いている状態であり、その状態が3**

ヵ月以上続くようなら、GFRの値にかかわらず慢性腎臓病とされます。

進みぐあいによって食事の内容や使用する薬を替えたほうがよいこともありますので、自分が今、どの段階にあるかを把握しておきましょう。

ただし、数値のわずかな差で腎臓の状態が大きく変わるわけではありません。「ギリギリ軽度だからたいしたことない」などと安心するのは禁物。そのときの検査結果による進行度・重症度だけで判断するのではなく、変化のしかたを確かめながら、適切に対応していくことが重要です。

慢性腎臓病の進行度は、GFRの数値からG1、G2、G3、G4、G5の5つのステージ（病期）に分けられます（↓左図）。重症度が増すにつれ、透析治療（↓P132）が必要になるリスクや、心臓病などを発症するリスクが高まることがわかっています。また、たんぱく尿の程度と組み合わせることで、重症度が分けられます。

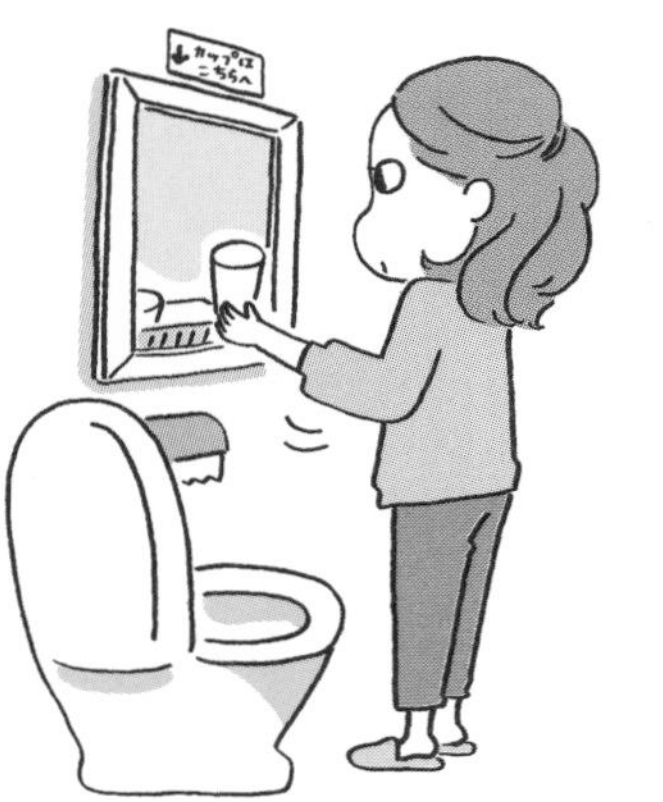

慢性腎臓病の重症度分類

慢性腎臓病の診断基準に当てはまるのは、軽度・中等度・高度の状態が３ヵ月以上続いているとき。正常域に当てはまる場合でも、徐々に数値の悪化がみられたら注意が必要。

<table>
<tr><th colspan="3"></th><th colspan="3">たんぱく尿・アルブミン尿の程度による分類</th></tr>
<tr><th colspan="3"></th><th>A1</th><th>A2</th><th>A3</th></tr>
<tr><td colspan="3">糖尿病がない場合</td><td>−</td><td>±</td><td>＋以上</td></tr>
<tr><td colspan="3">糖尿病がある場合</td><td>正常</td><td>微量アルブミン尿</td><td>顕性《けんせい》アルブミン尿</td></tr>
<tr><td rowspan="6">GFRの数値によるステージ</td><td>G1</td><td>90以上
正常または高値</td><td rowspan="2">正常</td><td rowspan="2">軽度</td><td rowspan="2">中等度</td></tr>
<tr><td>G2</td><td>60〜89
正常または軽度低下</td></tr>
<tr><td>G3a</td><td>45〜59
軽度〜中等度低下</td><td>軽度</td><td>中等度</td><td rowspan="4">高度</td></tr>
<tr><td>G3b</td><td>30〜44
中等度〜高度低下</td><td>中等度</td><td rowspan="3">高度</td></tr>
<tr><td>G4</td><td>15〜29
高度低下
（腎不全）</td><td rowspan="2">高度</td></tr>
<tr><td>G5</td><td>15未満
末期腎不全</td></tr>
</table>

（日本腎臓学会編『エビデンスに基づくCKD診療ガイドライン2018』より）

Q19 軽度の慢性腎臓病なら心配いりませんか？

慢性腎臓病では、多くの場合、糸球体《しきゅうたい》（↓P16）の毛細血管に障害が起き、十分な機能を発揮できなくなっています。高血圧や糖尿病などの生活習慣病は、血管の障害をもたらしやすいからこそ、放っておけないのです。

高血圧、糖尿病などによって傷つくのは、腎臓の血管だけではありません。全身の血管がむしばまれていきます。慢性腎臓病をまねくような生活は、心臓病や脳卒中などの「心血管病」が起きるリスクを高める生活でもあるのです。

慢性腎臓病はかなり進行するまで自覚症状は現れません。症状がないからと放置していると、ある日突然、次のような命にかかわる事態が生じる危険性もあります。

●脳卒中（脳梗塞《のうこうそく》・脳出血）の主な症状

・頭痛やめまい。

・意識障害、記憶障害。

・麻痺《まひ》、感覚やバランスの異常。
・言葉の異常。
・見え方の異常。

狭心症の主な症状

・階段をのぼるとき、急いで歩いたときなどに胸が痛くなるが数分間でおさまる。
・胸の痛みで目が覚める。起床後、洗面のときなどに胸の痛みが起こる。

心筋梗塞の主な症状

・動作や時間に関係なく、突然、激しい胸の痛みが起こり、15分以上続く。
・長引く胸痛とともに、不安感、動悸《どうき》、息切れ、冷や汗、めまい、脱力感に襲われる。

また、腎臓本来の働きであるホルモン分泌が低下していくため、赤血球が十分につくられず、貧血になったり、骨がもろくなっていったりもします。

軽度でも慢性腎臓病とわかったら、進行をくい止めるために今すぐ対策を始める必要があります。あなた自身の取り組みが、あなたの腎臓はもちろん、すこやかな生活を守るために重要になります。

Q20 慢性腎臓病と診断されたら、どのような治療をするのですか？

状態に合った取り組み方が必要

慢性腎臓病は、放っておくと進行を止められません。進行させないためには、今ある機能を維持することを目標に、各自の状態に合わせた治療法を続けていくことが大切です。

食事・運動など生活習慣を見直し、改善する

減塩・エネルギー量に配慮した食事と、適度な運動、禁煙などは、慢性腎臓病のすべての段階で、すべての人に必要（→３章）。

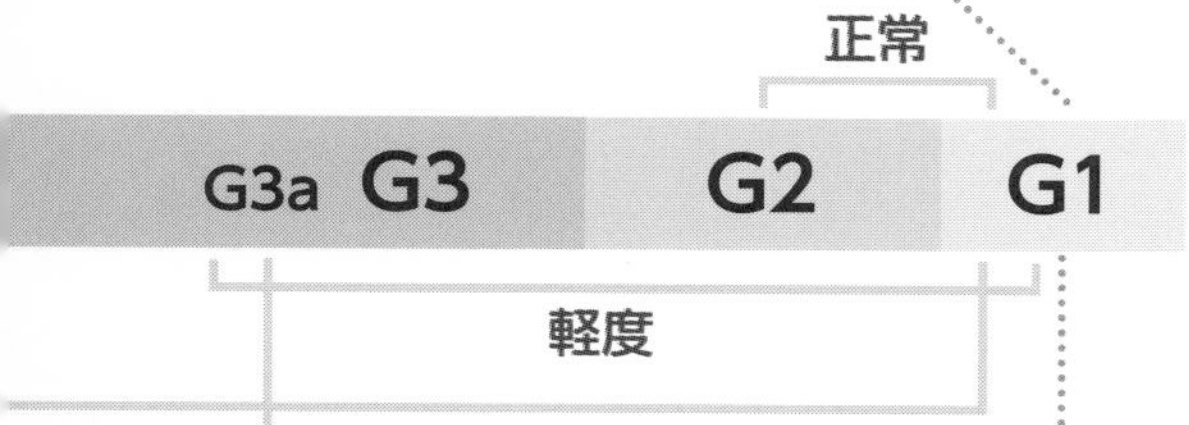

原因の治療はしっかり進める

腎炎などの病気、高血圧、糖尿病などがあれば、しっかり治療。薬物療法が必要になることも多い（→４章）。

慢性腎臓病を進行させないためには、重症度と腎機能低下の原因に応じた取り組みが大切です。自分が必要としていることはなにか、把握しておきましょう。

慢性腎臓病の程度が軽かったとしても、定期的に通院することが必須です。**たんぱく質のとり方に気を配り、減塩を心がけ、肥満の場合は解消します。**また、**腎臓の状態の変化をみながら薬を使い、**最適な治療を続けていきます。

腎機能がゼロに近づいたら透析か腎移植が必要に

失われた腎臓の働きを、別の手段で肩代わりすることが必要になる（→5章）。

進んできたら、さらに厳格に

腎機能の低下が目立ち始めたら、たんぱく質の制限など、食事で配慮したいポイントが増える（→３章）。原因の治療薬だけでなく、低下した腎機能の働きを補うための薬なども必要になってくる（→４章）。

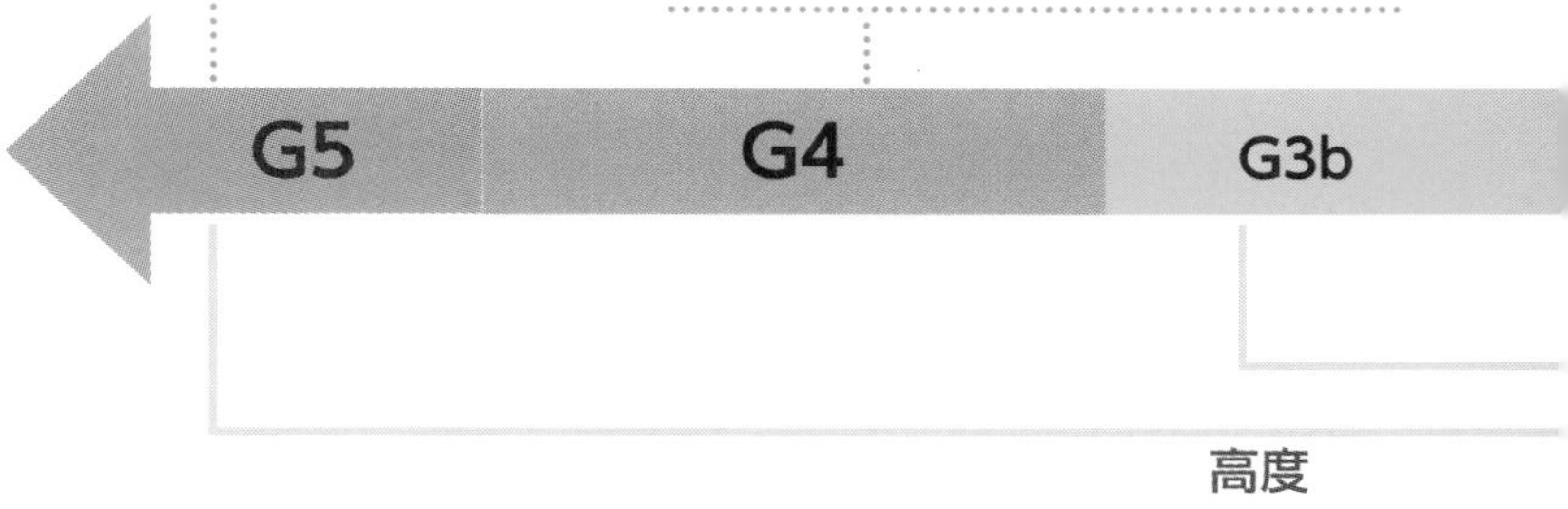

G1 ～ G5 は GFR 値によるステージ分類。軽度、中等度、高度はたんぱく尿（アルブミン尿）の程度と組み合わせた重症度分類（→ P43）。

Q21
糖尿病は腎臓の負担になりますか？

糖尿病を治療せず放置していると、3〜4人に1人は慢性腎臓病になるといわれています。しかし、その始まりにはなかなか気づけません。

毛細血管が多少傷ついても、腎臓はなんとかして濾過《ろか》機能を維持しようとします。その結果、血液中の老廃物が少なくなり、腎機能はむしろ改善したかのようにみえることもあります。

その後もしばらくはGFR値（↓P24）に大きな変化はありません。けれど、無理を重ね、限界を超えると、腎機能は急激に低下していきます。新たに透析を受け始める人の4割以上が、こうした経過をたどった糖尿病の患者さんです。

高血糖は腎臓の糸球体《しきゅうたい》（↓P16）に障害をもたらします。すなわち**糖尿病性腎症**の始まりです。

糖尿病が原因で生じる糖尿病性腎症は、透析療法が必要な状態にまで悪化すること

が多いので、血糖値が上がりすぎないようにコントロールを続け、発症・進行を防ぎましょう。

最近では、糖尿病なのにもかかわらず、アルブミン尿（➡P41）が出ていないのに腎機能が低下する患者さんがみられ、しかも、その割合が増えていることがわかってきました。

そういった症例を含めた病気の概念として、**糖尿病性腎臓病**（DKD：Diabetic Kidney Disease）が提唱されています。

糖尿病などにより動脈硬化が進むと、細かい血管がたくさん集まっている腎臓の機能が低下して、糖尿病性腎臓病が起こります。糸球体が壊れることはなく、アルブミンが尿中にもれることもありません。

糖尿病性腎臓病は、適切に治療をおこなわないと腎機能が急激に低下してしまうため、早期発見が大切です。糖尿病の場合は、GFRと微量アルブミン尿検査（➡P30）を定期的に受けるようにしましょう。そして、糖尿病性腎臓病が疑われる場合は、糖尿病の主治医と相談して、腎臓の詳しい検査をおこなってください。

Q22 糖尿病性腎症はどのように進むのですか？

糖尿病性腎症の発症予防、あるいは進行を抑えるためには、高血糖の状態をつくらないことが重要です。

食事・運動だけで血糖値が下がらない場合には薬物療法もおこない、厳格にコントロールしていきます（↓Ｐ112）。糖尿病の人は、３ヵ月～半年に１度は尿の微量アルブミン検査（↓Ｐ30）を受けておきましょう。早期から厳格にコントロールしていけば、透析に至るまで進まずにすむ可能性は高くなります。

また、糖尿病による腎障害を確実に早期に発見するために、微量アルブミン検査だけでなく、ＧＦＲの数値もチェックしてください（↓Ｐ23）。

糖尿病性腎症は、次のように進みます。

● **第１期／腎症前期**

たんぱく尿もアルブミン尿もなく、ＧＦＲは正常、ときには高値。この段階からしっ

▼糖尿病性腎症の進み方

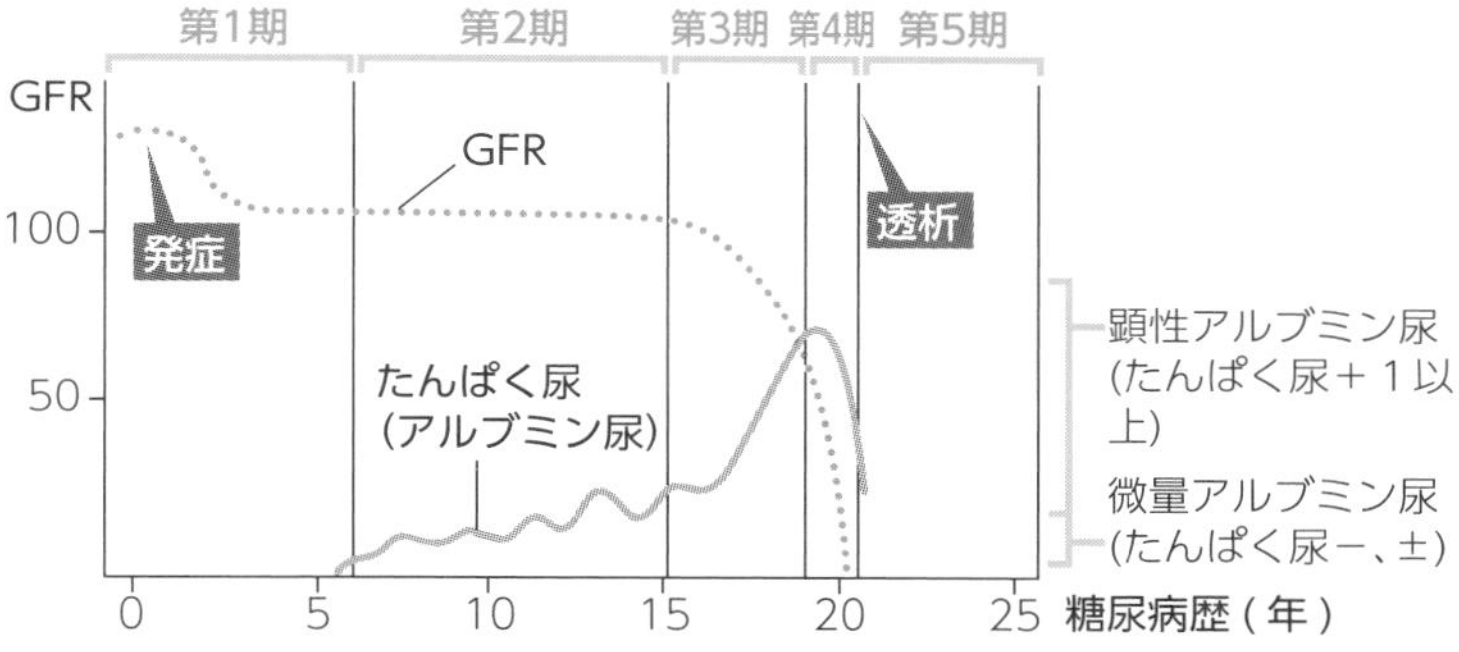

（日本腎臓学会編『CKD 診療ガイド 2012』より一部改変）

かり血糖コントロールする。

● **第2期／早期腎症期**
微量アルブミン尿が現れ始める。ＧＦＲに大きな変化はないが、進めないためにはより厳格な血糖コントロールを。高血圧治療も追加する。

● **第3期／顕性《けんせい》腎症期**
たんぱく尿も陽性（＋）に。ＧＦＲの低下が始まる。血糖・血圧のコントロールに加え、たんぱく質摂取量の見直しも必要に。

● **第4期／腎不全期**
たんぱく尿が続き、ＧＦＲは明らかに低下。透析療法を検討し始める。

● **第5期／透析療法期**
腎機能はほぼ失われる。透析または腎移植が必須。

Q23

高血圧を放置すると腎臓の負担になりますか？

高血圧は腎臓を傷め、腎臓が傷むと血圧が上がるという悪循環をまねきます。つまり、慢性腎臓病をまねく大きな要因のひとつが高血圧なのです。もともと血圧が高かったという場合もあれば、腎臓の働きが弱くなってきたために、血圧が高くなってきたという場合もあります。

いずれにしても、**放置しておけば悪循環をまねいて、腎機能の低下を進める**だけでなく、心臓病や脳卒中などの**心血管病の発症リスクも高めてしまいます**（↓左図）。慢性腎臓病を進行させないためにも、また心血管病の発症を防ぐためにも、しっかり血圧をコントロールしていきましょう。

減塩・減量を中心とした生活改善を基本にしながら、必要に応じて降圧薬を使用し、血圧をコントロールしていきます。

高血圧は悪循環をまねく

高血圧は悪循環の始まり。高血圧が腎臓を傷つけ、腎機能が低下するとさらに血圧が上がりやすくなります。

高血圧
収縮期血圧 130、拡張期血圧 80 を超える状態が続くと、腎機能の低下が進みやすくなる。

血管の障害
太い血管では、傷ついた血管壁にコレステロールなどがたまり、動脈硬化が生じる。腎臓内の毛細血管は、圧力に対抗するために血管壁が厚くなり硬くなる。いずれも血管の内腔は狭くなる。

心血管病も発症しやすくなる
心臓や脳の血管の動脈硬化をまねき、心筋梗《しんきんこう》塞《そく》、脳卒中などが起きやすくなる。

慢性腎臓病
毛細血管の変化とともに腎臓全体が少しずつ硬く、小さく縮んでいく（腎硬化症）。ほかの原因で腎機能が低下している場合でも、高血圧の影響が加わることでさらに進行しやすくなる。

血圧を上げるホルモンの分泌が増える
血流を回復しようとして、腎臓から血圧を上げるホルモンが分泌される。

血液量の増大
腎機能の低下とともに、ナトリウムなどの成分調整がうまくいかなくなる。血液中のナトリウム量が増えると、濃度を薄めるために体内に水分がたまりやすくなって血液量も増えるため、さらに血圧が高くなる。

Q24 痛風や尿路結石は腎機能に影響しますか？

体内の老廃物の一種である尿酸が血液中に増える「高尿酸血症」は、高血圧と合併しやすい病気のひとつです。尿酸の結晶が関節にたまり強い痛みを起こす状態が、「痛風」です。

尿酸の結晶は、腎臓の組織にたまることもあります。これを「痛風腎」といい、腎機能を低下させる原因になります。**痛風が腎臓病を起こすというより、尿酸の結晶が関節ではなく、腎臓にたまることで慢性腎臓病になるのです。**

また、尿中で尿酸が結晶化し、結石となって尿の流れを滞らせ、腎臓の負担を増大させることもあります。これが尿路結石です。尿路結石ができると、わき腹や下腹部に激しい痛みがあり、腎機能の障害などが起こります。

腎臓内に、水の入った袋状の組織がたくさんできていく多発性嚢胞腎《たはっせいのうほうじん》でも、尿路結石ができやすくなります。比較的まれな病気ですが、末期腎不全に至ることの多い慢性腎臓病のひとつです。ちなみに、多発性嚢胞腎の患者さんには、脳動脈瘤《りゅう》が高い割合でみられます。腎機能の低下を防ぐためにも、脳動脈瘤が破裂して起きるくも膜下出血を防ぐためにも、厳格な血圧コントロールを続けていくことが必要です。

尿路結石ができやすいところ

高尿酸血症や多発性嚢胞腎では、尿路結石ができやすくなる。

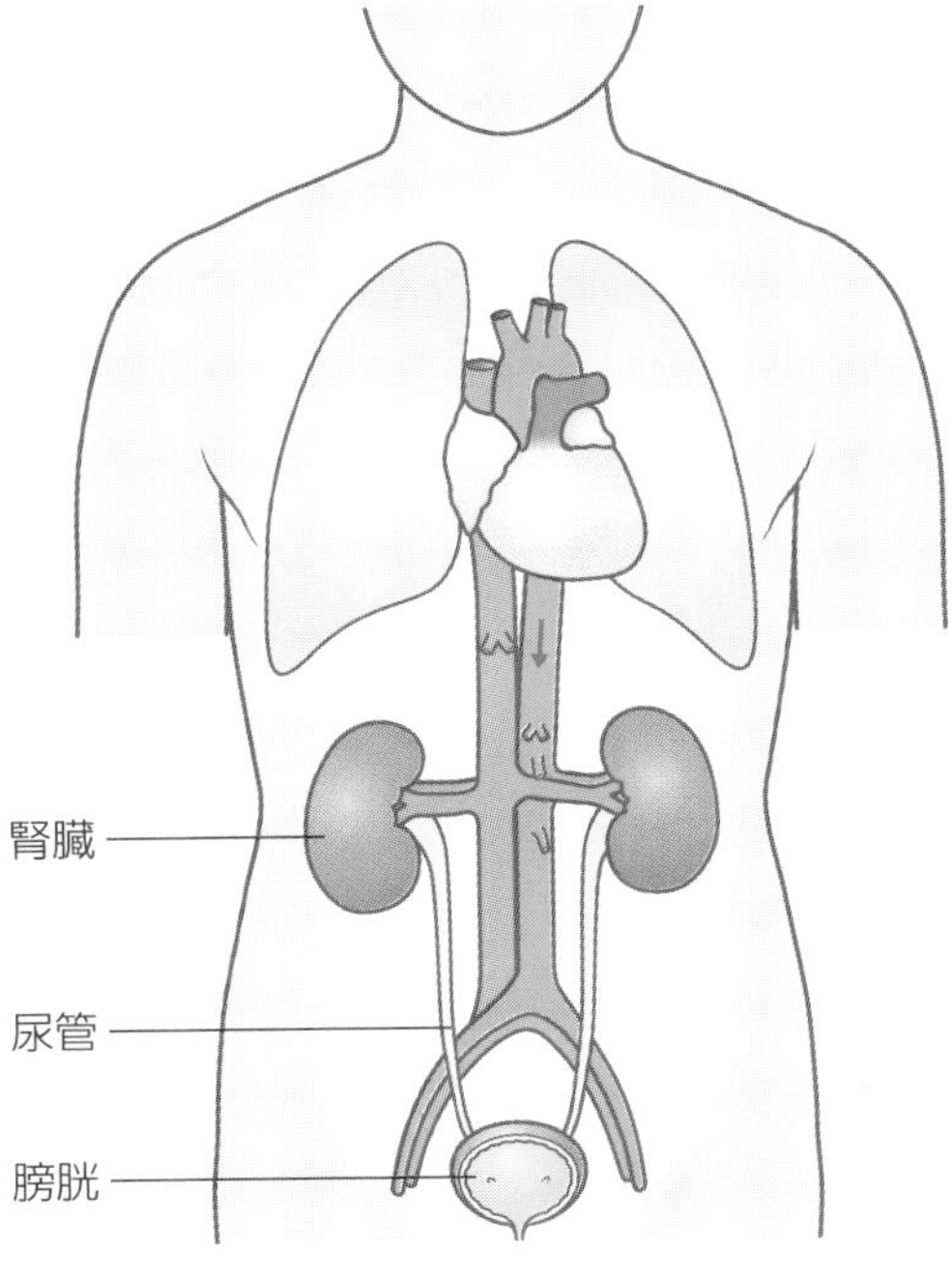

尿路とは、腎臓、尿管、膀胱、尿道のこと。このうちのどこかにできる結石が尿路結石。

Q25 腎炎とはどのような病気ですか？

腎臓の組織に炎症が生じ、腎機能を悪化させる病気を腎炎といいます。急性のものも慢性のものもあります。生活習慣病と無関係に発症することも多いため、子どもにもみられます。

腎炎の多くは、糸球体《しきゅうたい》（→P16）**に生じます。慢性的な炎症が起きている状態を、まとめて慢性糸球体腎炎といいます。**慢性腎臓病の原因疾患のひとつですが、その起こり方はいろいろです。

糸球体腎炎から起こる場合

溶連菌《ようれんきん》感染によって起きる急性糸球体腎炎の慢性化はまれですが、免疫異常が関係する糸球体腎炎は、慢性化しやすいです。

ほかの病気が原因で起こる場合

膠原病《こうげんびょう》が原因で起こる「ループス腎炎」、尿道から雑菌が入って起きる膀胱炎が広がり、腎臓に細菌感染を起こす「腎盂腎炎《じんうじんえん》」などがあります。腎盂腎炎は抗生物質の使用で改善しやすいのですが、くり返せば慢性化することもあります。

●いつのまにか発症することも

明らかな症状がないまま腎臓の炎症が始まり、進行します。慢性糸球体腎炎の多くはこのタイプです。

腎炎が慢性化すると、濾過《ろか》機能が低下し、たんぱく尿や血尿が出やすくなります。かつては透析原因のなかでもっとも多かった腎炎ですが、近年、その割合は減り続けています。薬で過剰な免疫反応を抑えることにより炎症が止まり、病状が安定する例も増えているからです。

ただ、慢性化した腎炎のほとんどは自覚症状がありません。早期発見のためには、やはり定期的な尿検査を受けておくことが大切です。

治療の基本として、異常な免疫反応や炎症の抑制には薬物療法が重要です（↓P114）。子どもの場合、成長の妨げになるような食事制限はしないほうがよいものの、減塩は必要です。

Q26

IgA腎症、ネフローゼ症候群とは？

慢性糸球体腎炎《しきゅうたい》は、糸球体（↓P16）の組織のどこに、どんな変化が生じているかによって、いくつかのタイプに分けられます。タイプ分けには腎生検（↓P27）をする必要があります。

● IgA《アイジーエー》腎症

免疫反応にかかわる免疫グロブリンA（IgA）などが糸球体にたまり、炎症を引き起こす病気です。慢性糸球体腎炎のなかでもっとも多く、3～4割を占めています。感染症のあとに発症することが多く、気がつかないうちに進行してしまうこともありますが、早い段階で気づけば、薬物療法などで改善できるようになってきています。IgA腎症は、扁桃炎《へんとうえん》と深く関係していることがあります。そこで、扁桃炎をくり返している場合には、口蓋《こうがい》扁桃（扁桃腺）の摘出手術をおこなったうえで、副腎皮質ホルモンを集中的に使用する治療法も選択肢のひとつです。

●ネフローゼ症候群など

子どものネフローゼ症候群で多くみられる腎炎を「微小変化型」といいます。そのほか、糸球体の一部が硬くなって機能低下を起こす「巣状《そうじょう》分節性糸球体硬化症」、フィルターの役割を果たしている糸球体基底膜が厚くなり濾過《ろか》機能が低下する「膜性腎症」などがあります。

慢性糸球体腎炎（とくにIgA腎症）は、子どもにもみられます。**大量のたんぱく尿が続き、血液中のたんぱく質やアルブミンの量が減っている状態を「ネフローゼ症候群」といいます**が、その多くは慢性糸球体腎炎が原因で生じます。

子どものネフローゼ症候群は、ほとんどが学校検尿で発見されています。再検査を指示されたら、必ず医療機関で確かめておきましょう。多くは完治しますので、副腎皮質ホルモンの投与など、適切な治療を受けるようにします。

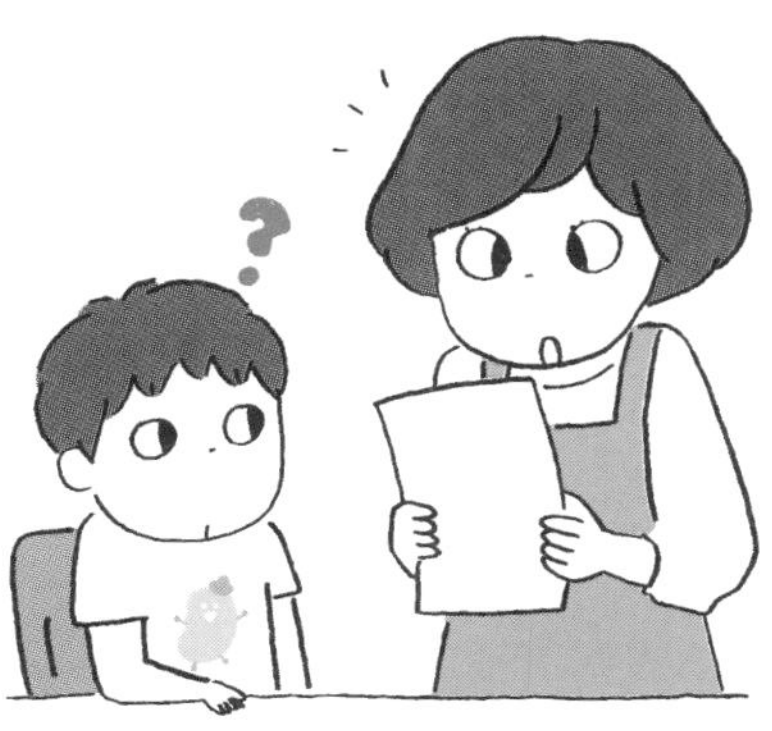

Q27 生活習慣で大切なのはどんなことですか？

慢性腎臓病の発症・進行には生活習慣病が深く関係しています。そのため、「よい習慣に切り替えていくことで改善できる病気」ともいえます。ただ、頭では理解していても、実際行動に移し、続けるのは簡単なことではありません。

生活習慣のなかでも重要になるのが、食事や運動、タバコです。**食べすぎや運動不足、肥満、喫煙などが続くと、インスリンの効きぐあいが悪くなっていきます**（インスリン抵抗性）。インスリンは血糖を下げるために分泌されるホルモン。慢性腎臓病や糖尿病だけでなく、ほかの生活習慣病でもインスリン抵抗性はみられるため、生活習慣の改善には、悪しき生活習慣を断ち切ることが重要です。

自分の生活のどこに問題があるかを把握し、その悪循環をもとから断ちましょう。この先の人生をどのように送りたいのか、しっかり考え、強い決意で生活改善に取り組んでいきましょう。

改善すべきポイントをおさえる

生活習慣のなかでも重要になるのが、食事や運動です。まずは、自分の生活のどこに、どんな問題があるのかをしっかり自覚しておきましょう。

運動

- □ 体を動かすことは苦手
- □ 近い距離でも乗りものを使う
- □ 忙しくて運動する暇がない

ちょっとした心がけで運動量は増やせる。
無理のない範囲でできることから始めよう。

タバコ

- □ 喫煙している
- □ 禁煙を試みたことはあるが失敗した

喫煙は腎機能を低下させる。
禁煙がむずかしければ「禁煙外来」の利用も検討しよう。

食事

- □ 毎日、ついつい食べすぎてしまう
- □ 甘いもの、お菓子をよく食べる
- □ 濃い味つけのものが好き

問題点を自覚し、
少しずつでも改善していこう。

肥満

- □ BMIが25以上（→ BMIの計算式はP73）
- □ おなかまわりに脂肪がたっぷり

食事、運動のバランスの見直しを。

Q28 治療の励みになるものってありますか？

自覚症状が薄い慢性腎臓病は、「症状の改善」というわかりやすい成果が得にくいもの。治療に取り組む意欲を保つためには、**成果を目に見える形にしてみる**のが有効です。

食事をはじめとする生活改善や、血圧・血糖のコントロールを続けている患者さんと、途中でやめてしまった患者さんとでは、いずれ腎臓の状態に大きな差がついてきます。問題は、腎臓の働きがほぼ失われてしまうまで、その差を実感できないことです。

だからこそ、自分の努力がどんな成果を生んでいるのか、目で見える形にしていきましょう。**腎機能の検査を受けたら、その結果を記録しておき、グラフにしてみましょう**。腎機能を示す線の傾きがゆるやかになれば、着実に成果は上がり、「この調子でがんばろう」という意欲も高まるはずです。

検査結果をグラフ化しよう

検査結果を折れ線グラフなどにすると、取り組みの成果が目に見えてわかり、がんばる意欲がわきます。成果が出ていない場合は取り組みが不十分であることに早く気づけます。

記入例

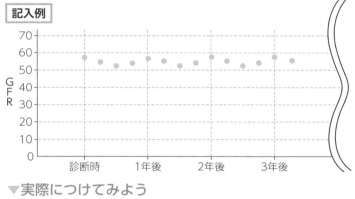

▼実際につけてみよう

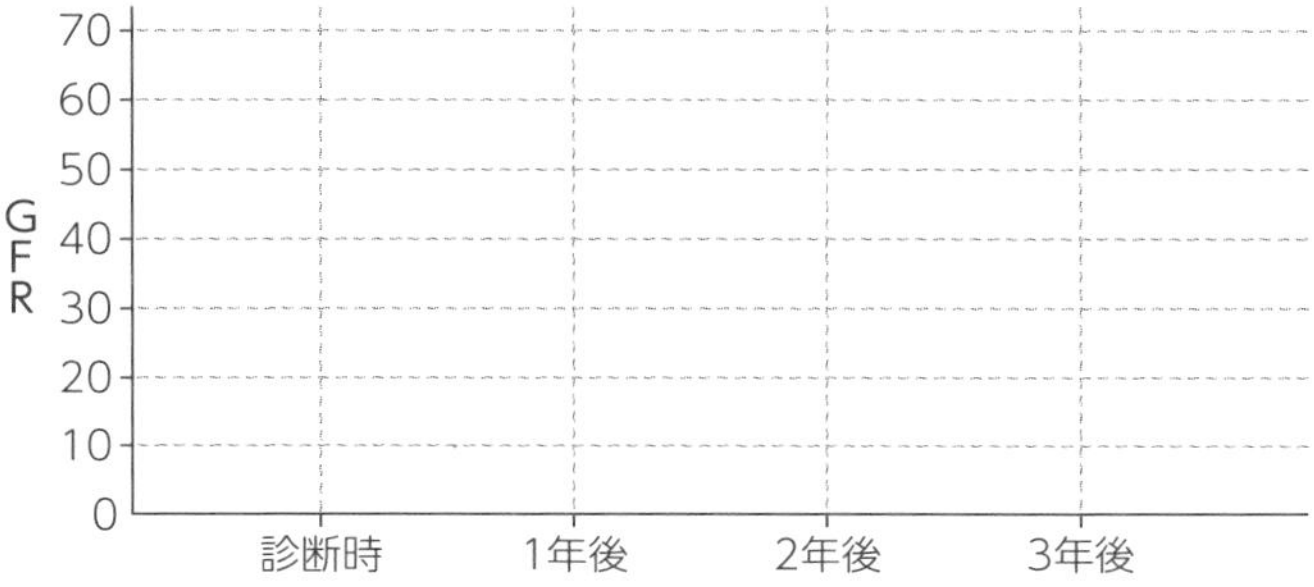

腎機能を示す GFR や、GFR 値算出の基礎となる血清クレアチニンの検査は、数年単位での変化のぐあいをみることが大切。直前の検査の数値とくらべて一喜一憂しないこと。

Q29 血圧や体重は毎日測ったほうがいいですか？

血圧や体重は、自宅で毎日測定を続けます。**測定結果は必ず記録し、グラフ化**してみます。生活改善が進んでいるか、服薬の効果は十分かを判断する貴重な材料になります。

血圧は、毎日朝夕2回ずつ、決まった時間に測り、収縮期・拡張期の値をグラフ化するとよいでしょう。食事や入浴、トイレの直後は血圧が安定しにくいので避けます。血圧計は上腕部で測るタイプのものを選ぶとよいでしょう。

体重測定は毎日同じタイミングでおこないます。朝起きてトイレに行ったあと、あるいは入浴の前など、毎日同じ条件で測定しましょう。体重計はデジタル式、小数点以下1ケタまで表示されるものを選びます。

糖尿病の人は血糖値もグラフ化しておきましょう。血糖値は、家庭用の測定器を使って毎日測るのがよいでしょう。

自己測定値もグラフにしよう

血圧や体重は、自宅で毎日測定を続けます。測定結果は必ず記録し、グラフ化します。スマートフォンなどの、血圧・体重管理のアプリを活用しても。

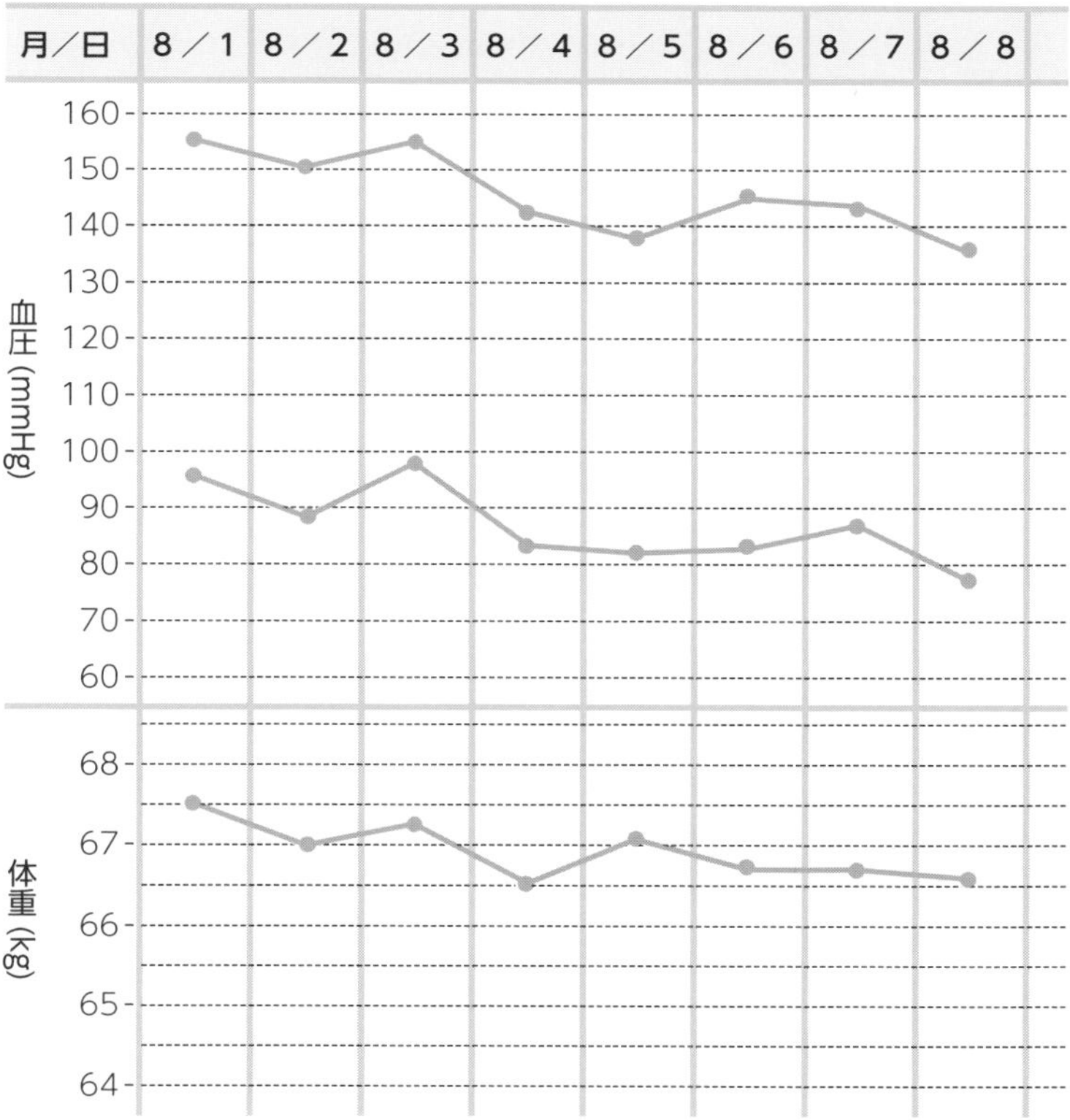

血圧や体重は変動しやすいが、
1ヵ月程度の動きをみれば、全体の傾向はつかめる。

Q30 腎機能が極度に低下したら、どのような危険が出てきますか？

腎機能が極度に低下した「末期腎不全」の状態では、血液浄化が進まなくなり、あらゆるところに機能低下が生じます。たとえ心臓病や脳卒中などの発症をまぬがれたとしても、**「尿毒症」**が起きてきます。尿毒症の主な症状には以下があります。

- 脳…頭痛／不眠／けいれん／イライラ感／意識障害／昏睡／頭蓋《ずがい》内出血
- 目…視力障害
- 全身…倦怠感《けんたいかん》
- 腎臓…尿量の減少
- 皮膚…むくみ／かゆみ／顔色の悪さ／内出血によるあざ／色素沈着
- 口…アンモニアのような口臭／歯肉出血／味覚異常
- 心臓・肺…動悸《どうき》／息苦しさ／心肥大／心不全
- 骨…骨粗しょう症
- 血液…クレアチニンの上昇／貧血／高カリウム血症／高リン血症／低カルシウム血症／代謝性アシドーシス（体内が酸性に傾き、吐き気、倦怠感などさまざまな不快症状のもとになる）
- 消化器…食欲不振／吐き気／嘔吐／下痢／便秘

3

腎臓を長持ちさせる
食事療法・運動療法

Q31

食生活は見直さないといけないでしょうか？

腎臓病のなかでも、とくに慢性の経過をたどる慢性腎臓病の人は、これまでの食生活を見直す必要があります。

まず**減塩し、肥満の人は食べる量そのものを減らします。**

腎機能低下の進みぐあいによっては、**たんぱく質の摂取量を見直すなどの調整も必要**になってきます。調整や制限だらけだと憂うつかもしれませんが、今までが食べすぎだったのかもしれません。腎臓にやさしい食事は、全身の健康を守ることにもつながります。

食生活の見直しは、なかなかうまくいかないこともあります。主治医や病院の管理栄養士など、専門家のアドバイスに耳を傾けながら、長く続けられるスタイルを見つけていきましょう。

食生活の見直しを効果的に進めるために

食生活の見直しは、なかなかうまくいかないこともあります。そんなときは客観的なアドバイスが必要です。

ありがちなパターン 1

「たまにはいいか」が毎日続く

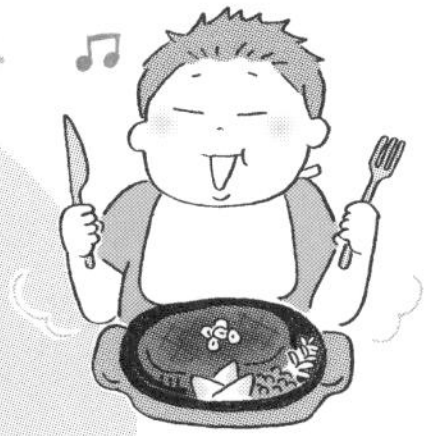

見直しが必要とわかっていても、「たまにだから」「これくらいは」が毎日続き、行動に移せない人は、ポイントをおさえた改善策を見出す必要がありそうです。

ありがちなパターン 2

とにかく「食べない」ようにする

たんぱく質などを制限しようとして、必要以上に食事量を減らしてしまい、栄養不良の状態になってしまうことも。全身状態の悪化につながり、かえって問題です。

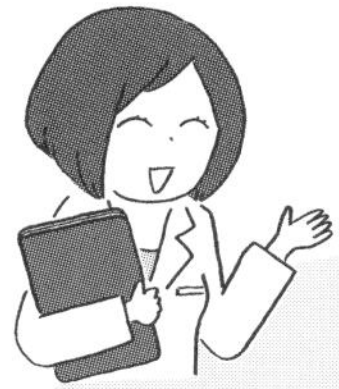

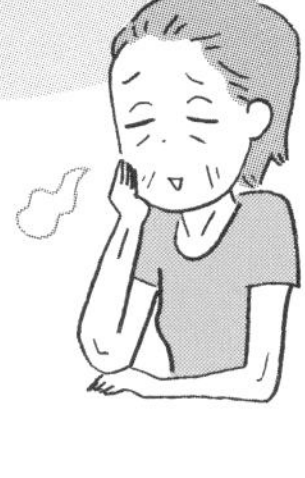

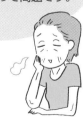

専門家といっしょに取り組む

食事療法は、各自の状態に合わせた目標設定が必要ですし、それぞれの食習慣に合わせた実践のしかたを考えていくことも大切です。主治医や、病院の管理栄養士など、専門家のアドバイスに耳を傾けながら、いっしょに取り組みましょう。

Q32 うまくいく食事療法のポイントは？

慢性腎臓病の食事療法は、原因や腎臓の働きぐあいによって内容が異なります。一人ひとりの状態に合わせて食事内容を見直していきます。腎機能を低下させている要因が明らかな場合、それぞれに注意したいポイントがあります。

- **高血圧…降圧薬をのんでいても、減塩・減量は必須。**
- **糖尿病…エネルギー量、甘いもののとり方などにも注意して、血糖値を厳格にコントロールしていく。**
- **脂質異常症…動物性脂肪のとりすぎ、食生活のかたよりに注意。**
- **高尿酸血症（痛風）…尿酸のもととなるプリン体を多く含む動物の内臓、魚の干物などを避ける。飲酒量も控える。**
- **腎炎・ネフローゼ症候群…むくみが強いときは水分制限も必要になる。**

また、慢性腎臓病の進行度によっても、食事内容を見直していきましょう。

進行度にあった食事療法のポイント

腎臓の働きが弱まるほど、制限が
必要なことも増えていきます。

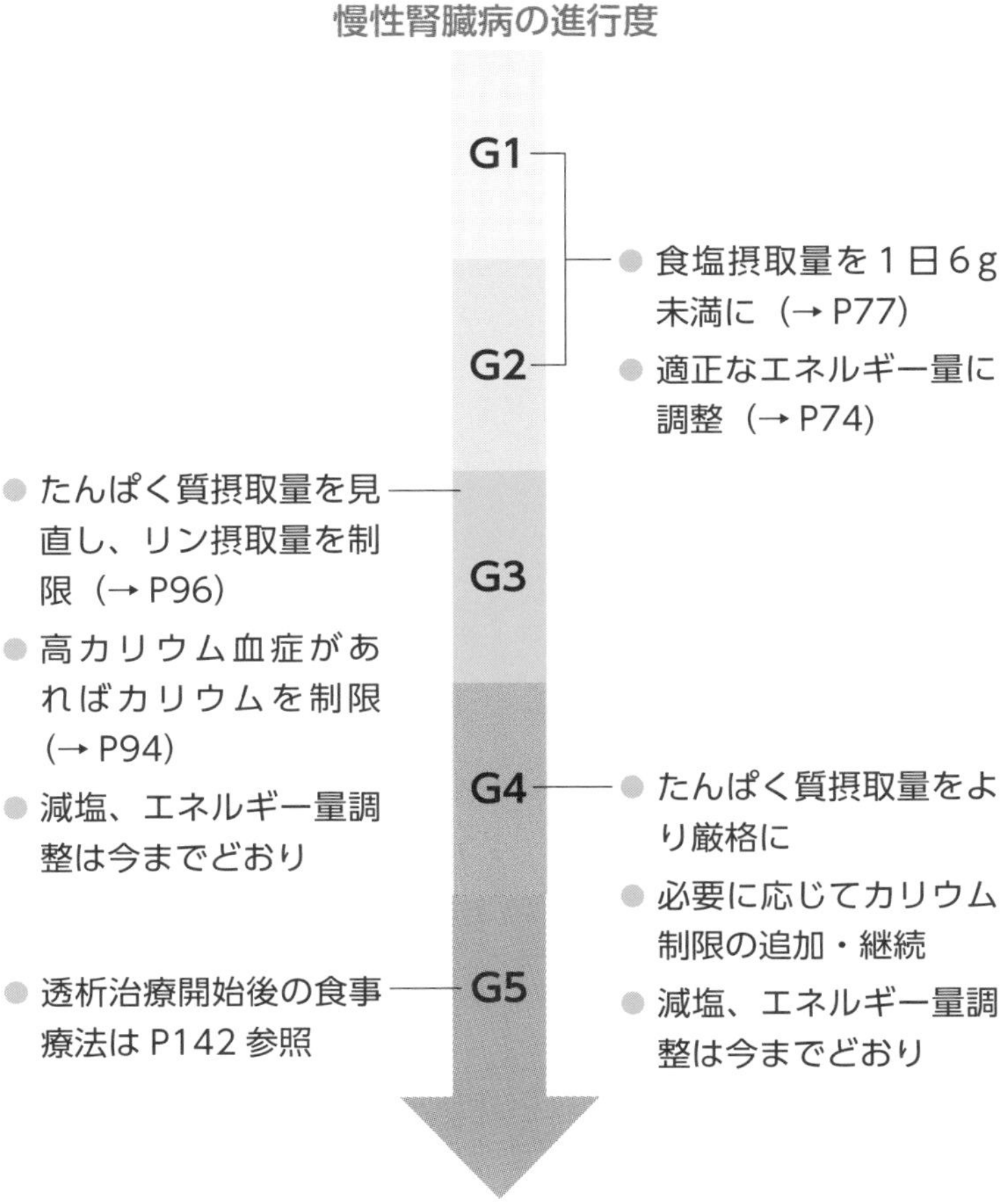
慢性腎臓病の進行度
G1
G2
● 食塩摂取量を１日６g未満に（→ P77）
● 適正なエネルギー量に調整（→ P74）
G3
● たんぱく質摂取量を見直し、リン摂取量を制限（→ P96）
● 高カリウム血症があればカリウムを制限（→ P94）
● 減塩、エネルギー量調整は今までどおり
G4
● たんぱく質摂取量をより厳格に
● 必要に応じてカリウム制限の追加・継続
● 減塩、エネルギー量調整は今までどおり
G5
● 透析治療開始後の食事療法は P142 参照

Q33
やせないといけないですか？

肥満の人はたんぱく尿が出やすく、腎機能の低下をまねきやすいことが知られています。それだけでも腎機能を低下させるリスクのひとつですが、さらに高血圧や糖尿病などがあると、腎臓を傷める生活習慣病の温床にもなってしまいます。**食事からとるエネルギーを減らしたり、たくさん動いて消費するエネルギーを増やしたりする**ことで、エネルギーの収支バランスを改善していきましょう。

一方で、必要以上に食事量を減らすことには弊害もあります。とくに、もともとやせぎみの人は、むやみに食べる量を減らさないようにしてください。筋肉量が減りすぎると、体力も低下してしまうからです。

統計的にもっとも病気を発症しにくいのは、身長と体重から割り出すＢＭＩが22の場合とされています。ＢＭＩが22となる体重が標準体重です。実際の体重とくらべてみましょう。

理想と現実の差を把握する

理想の体重と現実の体重の差を知り、肥満なら食事量の見直しから始めましょう。

現状は？

実際の体重はどれくらいでしょうか。BMI 25 以上なら明らかな肥満、逆に 18.5 未満なら低体重（やせ）と判断されます。

実際の体重

□ kg

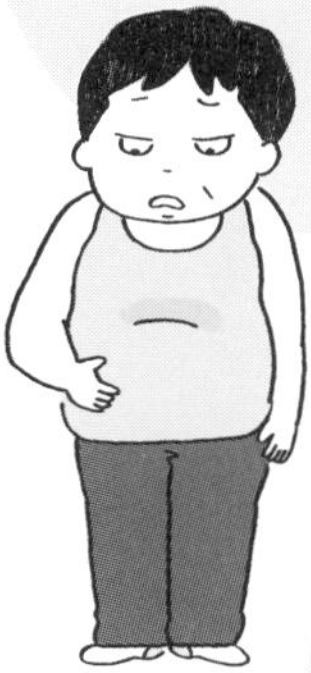

あなたの標準体重は？

BMI 22 になる体重が、あなたの標準体重。もっとも健康的な理想の体重といえます。

身長(m)×身長(m)× 22
＝標準体重 → 理想の体重

□ kg

理想の体重と実際の体重の差

□ kg

太りすぎ？　やせすぎ？

理想の体重と、実際の体重との差を解消することを目標に、エネルギー量を調整していきます。

肥満どうかチェック

BMI ＝体重 (kg) ÷身長 (m) ÷身長 (m)

BMI が 25 以上なら肥満と判断される。

Q34 食事量はどのくらいにするのがいいでしょうか？

毎日の食事は生きていくために欠かせないエネルギーの供給源ですが、とりすぎれば脂肪となって体に蓄積されていきます。肥満が気になる人は、食事量の見直しから始めます。

太りすぎなら「ちょっと減らす」ことで理想の体重に近づけることが可能です。**毎日100kcal分のエネルギー減を目指せば、約2ヵ月で1kg減らせます**（↓左図）。

● 100kcal分の食品量の目安量

ごはん…茶碗に軽く半分
ロールパン…1個
納豆…1パック
柿…1個
シュークリーム…½個弱

エネルギー量の目安をつかむ

脂肪1gのエネルギー量は9kcal。体脂肪の20％は水なので、体脂肪1gを燃焼させるには約7kcal必要です。

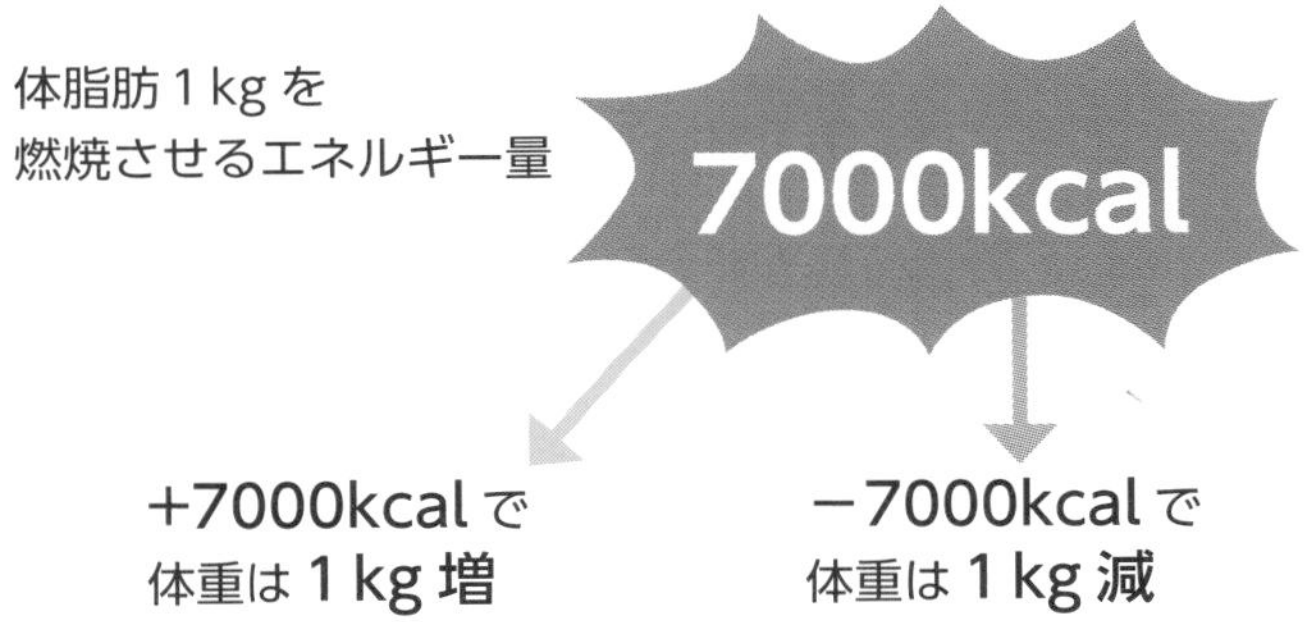
体脂肪1kgを
燃焼させるエネルギー量
7000kcal
+7000kcalで
体重は1kg増
−7000kcalで
体重は1kg減

大福もち…½個
缶ビール（ロング缶）…½缶
（「日本食品標準成分表2020年版（八訂）」より算出）

また、太りすぎの場合は、運動量を増やして消費エネルギーを増やすのもおすすめです。

● 100kcal分の運動量の目安

歩行（速足）…35分程度
ランニング…15分程度
水泳…15分程度
自転車（軽い負荷）…30分程度
（体重60kgの場合。体重が軽ければさらに長く、重ければ短い時間で達成可能）
（厚生労働省「健康づくりのための身体活動基準2013」による）

Q35 塩分のとりすぎがいけないのはなぜですか？

ナトリウムを排出するのが腎臓の役目のひとつですが、**塩分をとりすぎてしまうと、腎臓に負担がかかります。**血圧が高い人はもちろん、太っていてもやせていても、**慢性腎臓病の人は減塩の心がけが重要です。**塩分を減らすことで腎臓の負担を減らしていきましょう。

塩分（食塩）は、塩素とナトリウムが結びついた塩化ナトリウムのこと。このうちナトリウムが、高血圧やむくみを生じさせる原因になります。ナトリウムの刺激で交感神経が興奮し、血管が収縮しやすくなります。また、血液中のナトリウム濃度を下げるために、血管内に水分が引き込まれます。すると、血圧は上がります。のどが渇き、水分を多くとったり、腎臓の働きが弱く、増えすぎたナトリウムや水分の排出がうまくいかなかったりすると、ナトリウムが体内にたまり、それを薄めるために水分もたまります。

Q36 塩分は1日何gまでとってもいいですか？

減塩は、腎臓病の食事療法の基本です。目標値は「**塩分1日3g以上6g未満**」です。この数値は、ＷＨＯ（世界保健機関）がすべての成人に推奨する基準値と同程度。人間の体にもっとも適した摂取量といえるでしょう。

これをいい機会ととらえ、家族全員で塩分のとりすぎを改めていくことで、減塩を成功させましょう。

日本人の塩分平均摂取量は、１日あたり男性が10・９g、女性９・３g（令和元年・厚生労働省による）。ほとんどの人が意識的に減塩に取り組まないかぎり、目標値は達成できません。

薄味にしても食べすぎれば同じこと。減塩のためにも、食べる量を控えることは大切です。

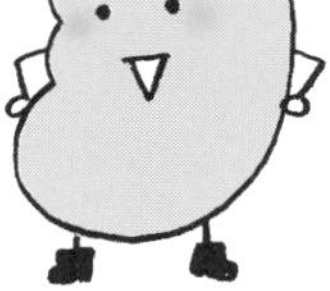

Q37 塩分を減らす食事のコツを教えてください。

「毎日、細かな塩分計算をしなければ」と思うと、負担感ばかりが強くなりがちです。まずは、食品の選び方・食べ方の工夫で減塩に取り組みましょう。

●外食はメニューの選び方が重要

一品料理は、つゆや汁まで全部含めると、それだけで1日の目標摂取量を上回るほどの塩分量を含んでいます。

●含有量の多い食品はなるべく食べない

塩分量の多い食品は食べない、食べるときはごく少量に抑えます。定食ものも全部食べると塩分が多くなりがち。漬物は残す、汁物は具だけ食べて汁を残すなどの工夫が必要です。塩分を多く含む食品には次のようなものがあります（いずれも1食分目安量）。

即席中華カップめん（しょうゆ）　1個75g…4・7g

明太子　½腹40g…2・2g

梅干し（塩漬け） 大1個25g…4・6g
いか塩辛 大さじ1杯分20g…1・4g
たくあん 5切れ40g…1・3g

●汁物に注意

汁物は薄味に感じる程度でも塩分は多く含まれています。たくさん飲めば、その分塩分摂取量が増えてしまうことに。また、塩そのものを使わなくても、化学調味料などを使うと塩分濃度が上がります。

●主食はごはんを中心に

白米でも玄米でも、ごはんなら塩分ゼロ。パンやうどんなどその他の主食の多くは塩分を含んでいるため、おかずでの減塩がより厳しくなります。主な主食の塩分量は次のようになります。

スパゲッティ 乾燥80g…0・0g
うどん（生） ゆで1玉240g…0・7g
食パン 6枚切り1枚60g…0・7g
そば（生） ゆで1玉180g…0・0g

そばそのものは塩分ゼロですが、そばを食べるときに欠かせないつゆに塩分が多いので要注意です（つけつゆ½カップをすべて飲むと３・３g）。

主菜は味つけがポイント

主菜の材料となる肉や魚は、生のものを使う場合には味つけが塩分量を左右します。調味料を減塩製品に替えたり、塩以外のものでうまみを引き出す工夫をしていきます（↓Ｐ82）。減塩調味料を使う場合は、使用量、食べる量は今までどおりにします。増やしてしまうと、減塩効果はありません。

・しょうゆ大さじ１の塩分

薄口…２・９g
濃口…２・６g
減塩薄口…２・３g
減塩濃口…１・５g
だしわり…１・３g
ぽん酢…１・０g

・みそ大さじ１の塩分

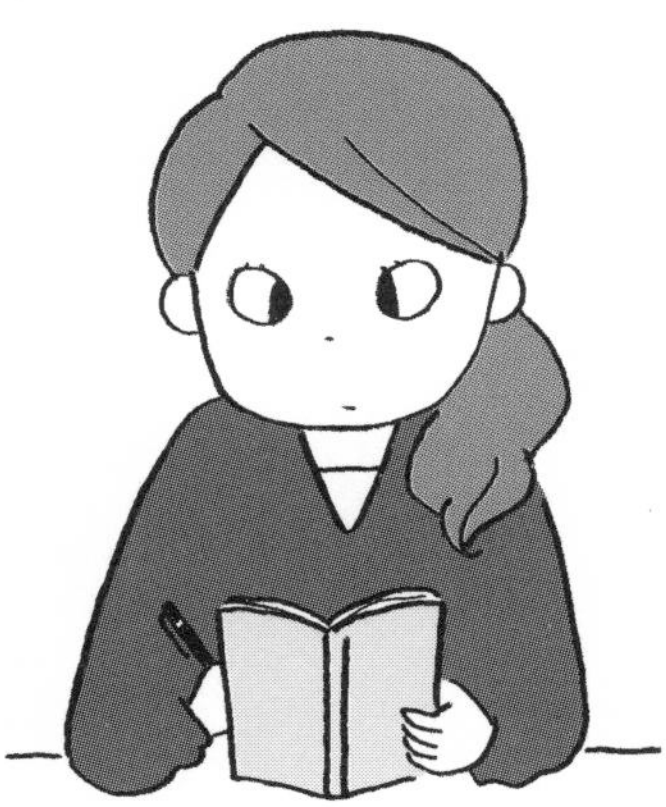

赤辛みそ…2・3g
淡色辛みそ（信州みそ）…2・2g
だし入りみそ…2・1g
麦みそ…1・9g
減塩みそ…1・9g
甘みそ（西京みそ）…1・1g

塩分が意外に少ない調味料もあります。
中濃ソース大さじ1の塩分…1・0g
ケチャップ大さじ1の塩分…0・5g
マヨネーズ大さじ1の塩分…0・2g
ウスターソース大さじ1の塩分…1・5g

また、干物・塩魚はいずれも塩分量は多めですが、種類によって多少異なります。
私たちがよく口にする干物や塩魚をみても、あきらかです。
塩ざけ　1切れ100g…1・8g
まいわし丸干し　1尾40g…1・5g

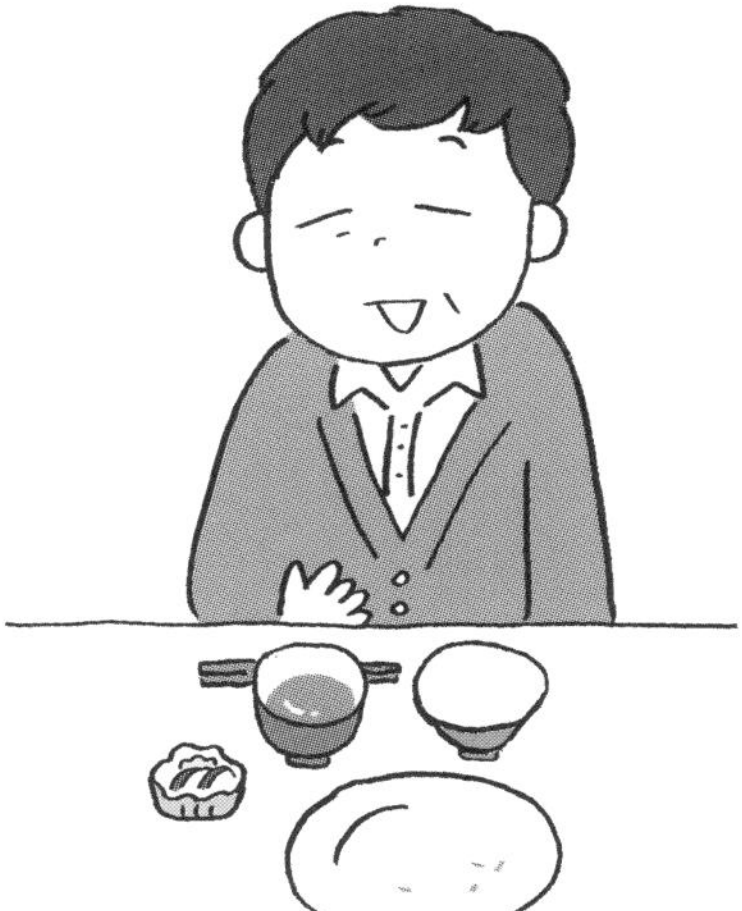

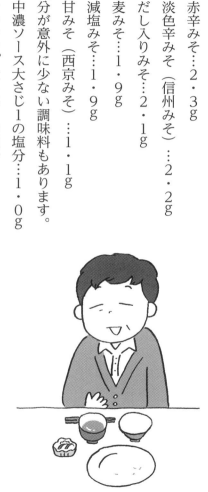

塩さば　1切れ100g…1・8g
あじ開き干し　1尾100g…1・7g
ししゃも生干し　2尾30g……0・4g
（いずれも1食分目安量の塩分量）

薄味でもおいしく食べる、ちょっとした工夫

塩分を1日3g以上6g未満に抑えようとすると、はじめは物足りなさを覚えるかもしれません。しかし、続けるうちに慣れていきます。そのうち素材そのもののうまみを楽しめるようにもなっていくでしょう。

・市販の顆粒だしではなく、かつおぶし、こんぶ、いりこなどの素材からだしをとれば塩分控えめで、うまみアップ。
・しょうゆ、ソースなどは直接かけず、小皿に出してちょっとつける。
・酢やレモンなどの酸味、わさびやしょうがなどの辛みはアクセントになる。
・腎臓病の人向けのレシピ集は多数販売されている。活用しよう。

次ページで塩分を抑えるための具体的な例を紹介しています。参考にしてみてください。

（数値はいずれも「日本食品標準成分表2020年版（八訂）」より算出）

塩分を1日 6g にするには？

1日のこれまでの献立例から、どんな工夫をすれば塩分が抑えられるのか、ポイントを紹介します。

▼ふだんの献立例（塩分は1食分の目安量）

	献立	塩分量
朝食	トースト2枚（バター）／牛乳／ベーコンエッグ／グリーンサラダ（ハム・ドレッシング）／フルーツ	3.5g
昼食	スパゲッティミートソース／コンソメスープ	5.4g
夕食	ごはん／チキンカツ（ソース）／せん切りキャベツ（ソース）／トマトサラダ（ドレッシング）／みそ汁	3.2g

合計 12.1g

▼1日6g未満にするには？

	献立	塩分量
朝食	ごはん／緑茶／スクランブルエッグ／グリーンサラダ（ハム・ドレッシング）／フルーツ	1.3g
昼食	スパゲッティミートソース／牛乳	3.4g
夕食	ごはん／チキンカツ（ソース）／せん切りキャベツ（ソースなし）／トマトサラダ（ドレッシング）／紅茶	1.2g

合計 5.9g

主食をバタートーストからごはんに替えれば －1.8g

ベーコンを使わなければ －0.4g

コンソメスープを牛乳に替えれば －1.0g

ゆでる湯に加える塩を減らして －1.0g

ソースをかけなければ －0.5g

みそ汁を紅茶に替えれば －1.5g

Q38 たんぱく質はとらないほうがよいと聞きました……。

腎臓の働きが弱まり、濾過《ろか》機能が低下してきたら、食事内容をさらに見直します。ゴミとなるようなものは、なるべく体内に持ち込まないようにします。

まず見直したいのが、たんぱく質です。**たんぱく質は生きていくうえで欠かせない大切な栄養素ですが、ゴミとなる老廃物もたくさん生んでしまい、腎臓の濾過機能に負担をかけます。**

たんぱく質量の見直しは、慢性腎臓病（ＣＫＤ）の進行度がＧ３くらいまで進むと必要になってきます（↓Ｐ71）。

ただし、**むやみに減らすと筋肉がこわされてしまうこともあります**。加齢とともに筋肉が減って歩くことがままならない、ということは避けたいもの。主治医と相談しながら**適量を心がけましょう**。また、腎機能の低下が進んできたら、カリウムやリンを適量にしていきましょう。

たんぱく質は過不足なくとる

たんぱく質は多すぎず、少なすぎない“適量”をとることが大切です。

標準体重 □ kg ×0.6〜1.0 g/kg＝ □ g **1日のたんぱく質摂取量**

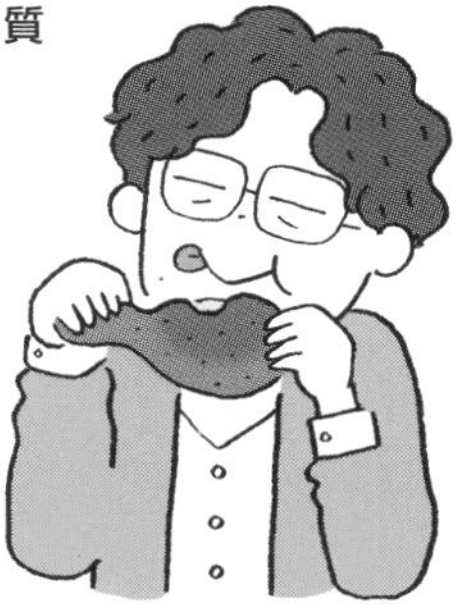

腎機能の程度でたんぱく質量の目標値は変わる

ステージG3aで体重1kgあたり0.8〜1.0 g、ステージG4以降で0.6〜0.8 gを目標にします(透析治療開始後については5章参照)。

少なすぎると体をつくる材料不足に

たんぱく質は筋肉や血管、血液など、体の組織をつくる大切な材料。摂取量を極端に減らすと組織が弱くなる。

多すぎれば老廃物がそれだけ増える

たんぱく質が分解されてできる尿素、クレアチニン、尿酸などは、体にとっては不要な老廃物。たんぱく質をたくさんとれば、老廃物もそれだけ増える。

腎臓に負担がかかる

たくさんの老廃物を取り除かなければならなくなり、フィルターの役目を果たす糸球体《しきゅうたい》（→P16）の膜などが故障しやすくなる。

老廃物がたまって尿毒症に

腎障害が進んで濾過機能が働かなくなると、体中に老廃物がたまり、ひどくなれば尿毒症も。

Q39 たんぱく質を適量とる食事のコツを教えてください。

たんぱく質摂取量の見直しが必要かどうかは、腎臓の働きぐあいだけでなく年齢や体格によっても変わってきます。主治医や病院の管理栄養士とよく相談し、過不足がないように進めましょう。

たんぱく質はさまざまな種類のアミノ酸がつながってできたもので、いわばアミノ酸のかたまりです。肉や魚などの動物性たんぱく質は、必須アミノ酸をバランスよく含んでいます。

コツ① さまざまな食品を少しずつ食べる

肉や魚、大豆、卵、乳製品だけでなく、穀物、野菜などにも、たんぱく質は含まれています。どんな食品にどれくらい含まれているのか、まずはそこから確認をしておきましょう。

たんぱく質の摂取量を見直す際には、体内で作り出すことのできない必須アミノ酸が不足しないようにすることも大切です。

赤肉より脂身つきの肉、鶏肉は皮なしより皮つき、まぐろは赤身よりトロが低たんぱくで高エネルギーです。食べすぎにならない程度に活用するとよいでしょう。

コツ② 体重が減りすぎるようならエネルギー量を増やす工夫を

たんぱく質の摂取量を見直して肉や魚などの量を減らすと、エネルギー不足が生じるおそれがあります。エネルギー不足を補うために筋肉のたんぱく質が使われていくと、筋肉量が減って体力が低下したり、こわれた筋肉細胞から大量のカリウムが血液中に流れ出し、高カリウム血症をまねくもとになったりすることもあります。

もともとやせ型の人の体重が減っていくようなら、摂取エネルギーを増やすことも必要です。

エネルギー不足は、糖質と脂質を増やして補うのが基本です。エネルギー補給食品などを利用するとよいでしょう。エネルギー補給食品とは、たんぱく質や塩分、カリウムなどはゼロ、またはわずかしか含まず、効率的にエネルギー量を増やせるように調整された食品のこと。ゼリータイプのもの、ビスケットやクッキー、チョコレートなど、さまざまな種類の食品があります。

コツ③　たんぱく質調整食品の利用もひとつの方法

たんぱく質の摂取量を調整するには、主食のごはんやパン、めん類を低たんぱくのものに替えるのもひとつの方法です。腎臓病の人向けに、たんぱく質を減らしたさまざまなたんぱく質調整食品が販売されています。主食から得ているたんぱく質量は、1日平均で15g程度。たんぱく質調整食品にすれば、その分、肉や魚など良質のたんぱく源を増やせます。

以上のコツを駆使してたんぱく質の摂取量を見直しても、エネルギー量は保たなければなりません。その方法として、次のようなものがあります。併せて気にかけておきましょう。

- 魚や肉は、網焼きではなくフライパンに油をひいて焼くか、衣をつけて揚げる。
- パンは無塩バターやジャム、はちみつなどをつけて食べる。
- ごはんは、ごま油や無塩バターで炒める。
- おやつにジュースなどの甘いものをとる。あんこ、チョコレート、ケーキなどはたんぱく質も少なくないので、成分調整されたエネルギー補給食品を利用するとよい。

主な食品のたんぱく質量

よく食べる食品のたんぱく質量を知っておくと、どれを食べるか迷ったときなどに便利です。

ごはん（茶碗 1 杯 150g）	3.8g
食パン（6 枚切り 1 枚 60g）	5.3g
スパゲッティ (乾燥 80g)	10.3g
あじ（開き干し・100g）	20.2g
まぐろ（赤身 60g ／トロ 60g）	15.8g ／ 12.1g
たい（刺身 60g）	12.4g
牛肉（もも赤肉 100g ／もも脂身つき 100g）	21.9g ／ 19.5g
豚肉（ロース赤肉 100g ／ロース脂身つき 100g）	22.7g ／ 19.3g
鶏肉（もも皮なし 100g ／もも皮つき 100g）	19.0g ／ 16.6g
牛乳（コップ 1 杯 200g）	6.6g
鶏卵（L 玉 1 個 60g）	7.3g
納豆（1 パック 50g）	8.3g
絹ごし豆腐（1/3 丁 100g）	5.3g
木綿豆腐（1/3 丁 100g）	7.0g
ブロッコリー（ゆで 60g）	2.3g

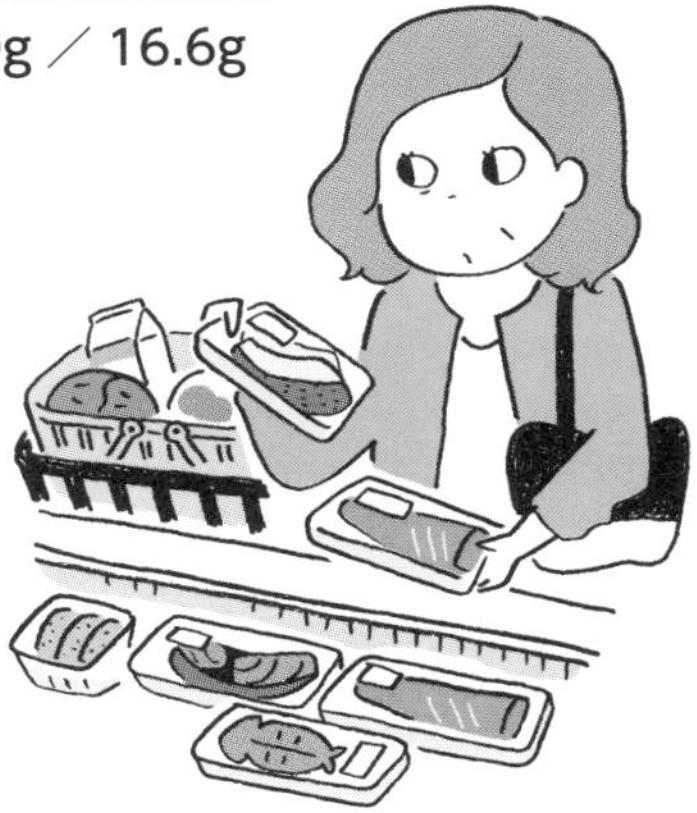

〈(　　) 内は 1 食分目安量〉

(「日本食品標準成分表 2020 年版 (八訂)」より算出)

Q40

高齢になったら、たんぱく質はしっかりとったほうがいいと聞きました。

高齢になったら、たんぱく質はしっかりとったほうがいいでしょう。しかしながら、慢性腎臓病の患者さんにとっては、それが致命的なダメージになる場合もあります。**たんぱく質制限を優先するのか、たんぱく質制限を緩和するのかは、個々の患者さんの状態により決められます。**

筋肉は、普通の生活を送っていると、20代をピークに毎年1%ずつ減っていくことがわかっています。加齢によって筋肉が減少した状態をサルコペニアといい、フレイルの原因のひとつといわれています。フレイルとは、加齢とともに筋力や認知機能、社会とのつながりを含む心と体の活力が低下した状態のこと。近年、このサルコペニアやフレイルの予防が叫ばれており、そのひとつにたんぱく質をしっかりとることが提唱されています。

「国民健康・栄養調査」によると、75歳以上の日本人ではエネルギー量とたんぱく質摂取量が少ないことが報告されていることからも、たんぱく質がしっかりとれていないことがわかります。慢性腎臓病の患者さんであればなおのこと、たんぱく質の摂取量は少ないと思われます。

慢性腎臓病の患者さんで、たんぱく質摂取を優先する場合は、ステージG３aで体重1kgあたり1・3g／1日、たんぱく質を制限する場合はステージG３aで体重1kgあたり1・0g／1日、G３b以降では体重1kgあたり0・8g／1日が目安となります。

たんぱく質は体内でためておくことができないため、一度にたくさん食べても効果的に活用されません。また、食べたり食べなかったりすると、筋肉が合成されないだけでなく、筋肉が分解されて、より筋肉量が低下してしまうこともあります。そのため、肉や魚介、卵、大豆・大豆製品、乳製品などたんぱく質を多く含む食品は、それぞれ1日1回はとるようにして、バランスのとれた食事をするようにします。

併せて、自分にとっての適度な運動（↓P102）を続けることが、サルコペニアやフレイルの予防につながります。

それが、慢性腎臓病にもよい効果をもたらします。

Q41 食品の塩分やたんぱく質の量を調べる方法を教えてください。

個々の食品に含まれる塩分やたんぱく質、カリウムやリンの量を正確に知りたいというときには、**「食品成分表」で確認してみましょう。**

腎臓病の人向けに編集された栄養成分を示す書籍も数多く発行されていますが、そのもとになっている「日本食品標準成分表」は、最新の２０２０年版（八訂）が文部科学省のホームページで公開されています（https://www.mext.go.jp/a_menu/syokuhinseibun/mext_01110.html）。

調味料やさまざまな市販品には、エネルギー、たんぱく質、脂質、炭水化物、食塩相当量などの栄養成分表示が義務付けられています。それらも併せて確認しましょう。

何度か確認しているうちに、よく使う調味料や食品の成分含有量を覚え、いちいち確認することなく使えるようになるでしょう。

Q42 たんぱく質以外に摂取量を気をつけたい栄養素はありますか？

腎機能の低下が進んできたら、**カリウムの摂取量を減らします**。カリウムが増えすぎると、しびれやだるさが生じたり、心筋の動きが乱れて不整脈や、ときには心停止を引き起こすことがあるからです（高カリウム血症）。

また、腎機能の低下とともに**リンの摂取量も減らします**。腎機能が低下すると、カルシウムの吸収を促す活性型ビタミンＤが合成されにくくなるため、カルシウムの吸収が悪くなり、カルシウム不足になります。すると、骨粗しょう症や心臓病などが進み、動脈硬化を促進することがあるからです（高リン血症）。ただし、カルシウム不足の解消は食事だけではむずかしいこともあるため、状態によっては薬物療法が必要です。

ちなみに、腎機能が低下すると、赤血球の産生を促すエリスロポエチンというホルモンが分泌されにくくなり、貧血を招きやすくなります。

Q43
カリウムを減らす食事のコツを教えてください。

高カリウム血症がみられる場合には、カリウムの摂取量を1日1500mg以下にします。しかし、個々の食品の含有量を計算しながら食べるのはたいへんです。調理法や食品選びを工夫しましょう。

●野菜はゆでる、切って水にさらす

カリウムは生の食品に多く含まれていますが、水に溶ける性質があります。野菜やいも類は、細かく切って水にさらしたり、ゆでこぼしたりすれば摂取量を減らせます。野菜を煮込んだスープには野菜から溶け出したカリウムが豊富。一度ゆでた野菜をコンソメスープに入れるか、具の野菜だけを食べてスープは飲まないようにしましょう。

●肉や魚も下ゆでするとよい

肉も魚もカリウムが豊富です。肉は調理前に一度ゆでこぼしましょう。魚も煮たり焼いたりする前にゆでこぼせばカリウムを減らせます。刺身で食べたければ、その日は果物はとらないようにするなど調整しましょう。

果物に注意する

果物は生で食べることが多く、カリウム制限が必要な人にとっては要注意の食品です。「利尿作用があるから腎臓によい」などといわれるすいかも、カリウム制限がある人にとっては危険な毒になってしまいます。

▼主な食品のカリウム含有量

さつまいも（蒸し 100g）	480 mg
ほうれん草（ゆで 70g）	340 mg
トマト（100g）	210 mg
豚ロース（焼き 100g）	400 mg
豚ロース（ゆで 100g）	180 mg
あじ（刺身 60g）	220 mg
バナナ（1 本 100g）	360 mg
すいか（1 切れ 200g）	240 mg
ピーナッツ（20g）	150 mg
もも缶詰（1 切れ 60g）	48 mg

〈（　）内は 1 食分目安量〉
(「日本食品標準成分表 2020 年版 (八訂)」より算出)

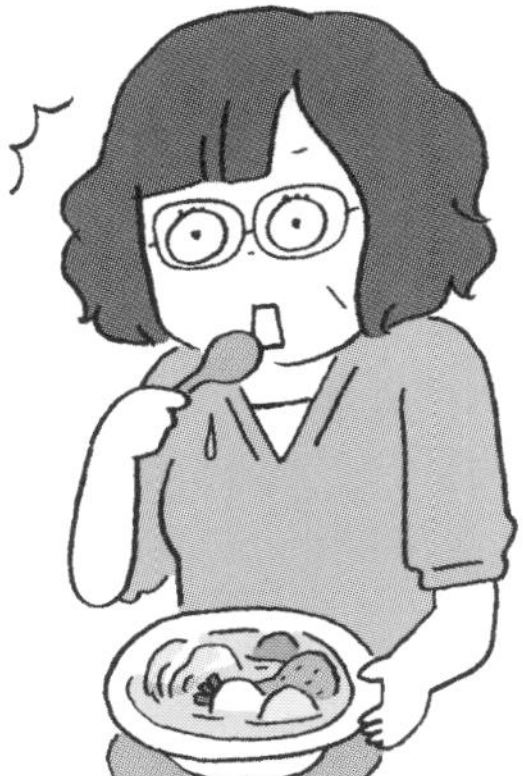

Q44 リンを減らす食事のコツを教えてください。

腎機能が低下するとリンが体内にたまり、血液のリン濃度が上昇します（高リン血症）。高リン血症は、骨をもろくし、心臓や血管を傷つけます。

リンの制限が必要な人は、たんぱく質の摂取量を見直したうえで、リンを多く含む食品や食品添加物が多い加工食品を控えます。ただ、リンだけを減らすことはむずかしく、薬の服用が必要になることもあります。

●たんぱく質量の見直しを確実に実行する

リンを比較的多く含むのは、肉や魚などのたんぱく源です。たんぱく質の摂取量を守れば、自然とリンの摂取量も減らせます。

●添加物として使用されていることも

加工食品やインスタント食品、レトルト食品、ファストフードなどには、保存性をよくするための食品添加物としてリン酸塩が広く使われています。利用は控えめに。

カルシウム不足に注意する

リンが比較的多い食品は、小魚や乳製品など、カルシウムを多く含む食品とも重なります。リンの制限でカルシウムが不足するようなら、薬物療法も必要になります。

骨のカルシウムが減り、スカスカになって弱くなり、骨粗しょう症になることもあります。また、腎機能の低下とともにカルシウムの吸収も悪くなるため、カルシウム剤をのむだけでは効果が薄く、医師の処方を受けたほうがよいでしょう。

▼リンを多く含む食品

まいわし丸干し（1 尾 40g）	230 mg
ししゃも生干し（2 尾 30g）	130 mg
牛乳（コップ 1 杯 200g）	190 mg
プロセスチーズ（20g）	150 mg

〈（　）内は 1 食分目安量〉
（「日本食品標準成分表 2020 年版（八訂）」より算出）

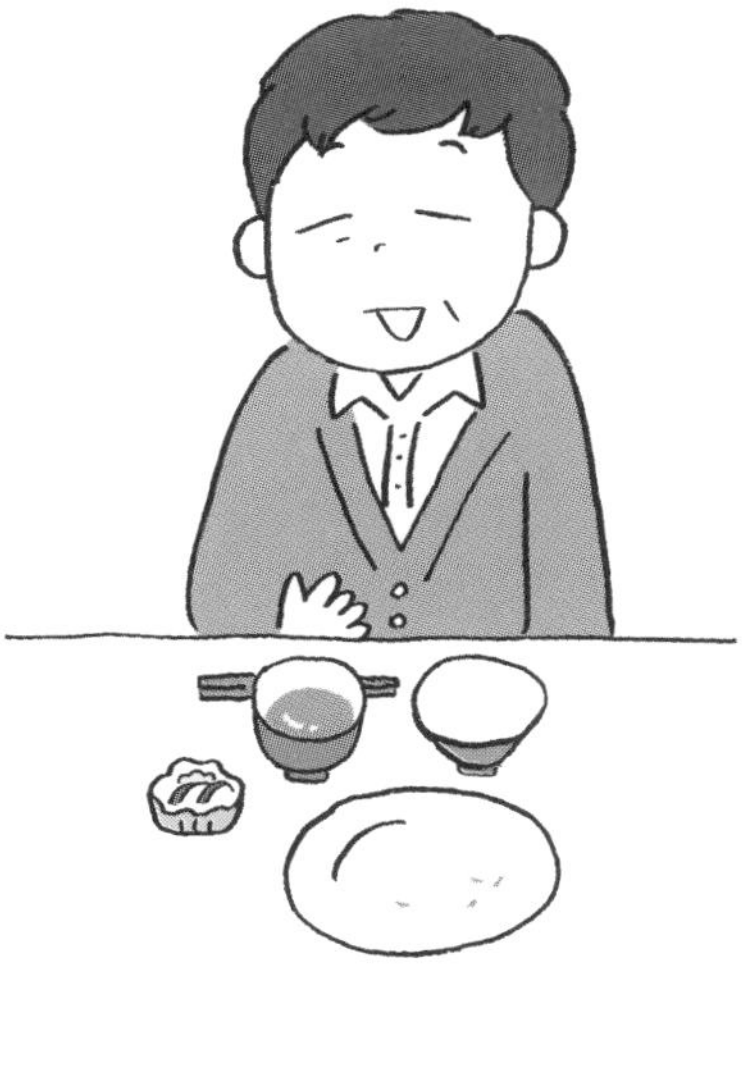

Q45 食事療法を続けるコツはありますか？

食事療法は、毎日きちんと続けてこそ、意味があるもの。とはいえ、ふだんの生活のなかで正確な栄養計算に基づいて献立を考え、調理までしっかりおこなうことは容易ではありません。食事療法が続かない理由は主に「もともと症状がないまま始めることが多いため、改善効果を実感しにくい」「料理経験がなかったり、家族1人だけのために特別の食事を用意しにくい」「薄味に慣れなかったり、味に物足りなさを感じる」の3つ。3つの障壁のどこかで、乗り越えられなくなってしまう人が多いようです。

「完璧でなければ意味がない」と考えてあきらめてしまうくらいなら、できることから取り組んでいくほうがずっとよいのです。これまでの食習慣を少しずつ改め、腎臓にやさしい新たな食習慣を実践していくことが大切です。

3つの障壁を乗り越えるには、次のような工夫をしてみましょう。できることから始めます。

記録を楽しむ

成果を実感しにくく張り合いがないという人は、血圧や体重の記録とともに、毎日の食事内容を記録してみるのもよいでしょう。スマートフォンなどを利用して写真にとり、日記風にまとめてみるのもよいかもしれません。

宅配食を利用する

単身で暮らす高齢者などが増えていることもあり、宅配サービスが普及してきています。腎臓病の人向けの食事も多くの業者で取り扱っています。1日何食分とるか自由に選べますし、冷蔵品か冷凍品かを選べる場合もあります。おいしく食べられる工夫をこらした献立も多いので、自炊がむずかしければ活用するとよいでしょう。

数日分で帳尻を合わせる

「食べすぎてしまった」という日があっても、そこであきらめないでください。たとえば会食などが続いて体重が増えても、それから数日、食事を控えめにすればもとに戻るもの。「数日間でトータルが合えばよい」というくらいのつもりで取り組むほうが長く続けやすいでしょう。

Q46 運動すると腎臓に負担がかかりませんか？

腎臓病の患者さんについては、「どれくらい活動を制限しなければならないか」という視点から語られることが多く、「安静にしていれば腎機能の低下を防げるだろう」と考える人も少なくないようです。しかし、運動制限は血管の老化を進めますし、高齢になればなるほど骨や筋肉を弱らせ、生活に支障をきたすほどの体力低下を起こしやすくなります。筋肉は使えば増え、使わなければ減っていきます。丸一日、横たわったままでいるとそれだけで筋肉量や筋力は2％減少するといわれています。**日常生活のなかで続けられるような運動で、腎臓に悪影響が出るようなことはありません。**

数々の研究で、腎機能の低下がどんなに進行しても、適度な運動を定期的に続けることで腎臓の状態がさらに悪くなることはないと報告されています。運動不足が健康に及ぼすリスクには、〝生活習慣病が起こりやすくなる〟〝動脈硬化が進む〟〝心血管病が増える〟などがあり、喫煙に匹敵するほど大きいことがわかっています。

透析治療が必要になるほどの患者さんでも、運動によって筋肉の減少が抑制され、体重減少や低栄養が改善されたという報告もあるほどです。

ただし急性糸球体《しきゅうたい》腎炎など、もとになっている病気の活動性が高まっていると考えられる場合には、安静を心がけ、薬物療法を中心にした治療で病気を落ち着かせる必要があります。また、〝血圧のコントロールが悪く、高血圧が続いている〟〝むくみがひどくなっている〟〝見てわかるような血尿が続いている〟ような場合も、安静を心がけます。

過度の安静は避けたほうがよいということと、休息をとるのは別のことです。翌朝まで疲れを持ち越さないように、きちんと睡眠をとるようにしましょう。横になって寝ていると腎臓の血流はよくなり、血液浄化を順調に進めやすくなります。

また、**「体を動かすとすぐに疲れるのは、腎臓の働きが悪いせいだ」と思っているかもしれませんが、過度の安静で筋肉や骨が弱くなっている影響のほうが深刻です。**

1日につき15～30分の運動習慣がない人と、運動習慣がある人をくらべると、運動習慣がない人のほうが平均寿命が3～5年短いとの報告もあります。「動ける体」を保つためには、適度な運動が必要です。

Q47 どのくらい運動するのがいいですか？ 目安量を教えてください。

同じような運動でも、楽にこなせる人もいればきつく感じる人もいます。それは一人ひとりの運動能力が異なるからです。どのくらいの運動が自分にとって「適度」なのかは、自分の感覚で判断していくとよいでしょう。体を動かすことで爽快感が味わえれば、続ける意欲にもつながります。それぞれが、さほど無理なくできる運動を続けることが大切です。

長く続けるうちに、同じ運動が以前より楽々こなせるようになったと感じれば、運動能力が上がってきた証拠です。新しいことに挑戦してみるのもいいでしょう。

●ヘトヘトになるほどの運動は必要ない

体力の維持をはかるための運動は、無理なくできる程度で十分です。少し強めの運動をしたあとは、たんぱく尿が増えたり、血清クレアチニン（↓P22）の数値が上がったりすることがありますが、一時的なものであることが大半です。

週3回程度、定期的に続ける

運動療法の効果を得るには、1日30分程度の運動を定期的に、長い期間、続けていくことが大切です。毎日でなくてもかまいません。週に3回程度は意識的に体を動かしていきましょう。

自覚的運動強度の目安

「運動をしているときに自分自身が感じること」を基準に、一人ひとりの状態に応じた運動の強さを決めるのが自覚的運動強度の考え方です。

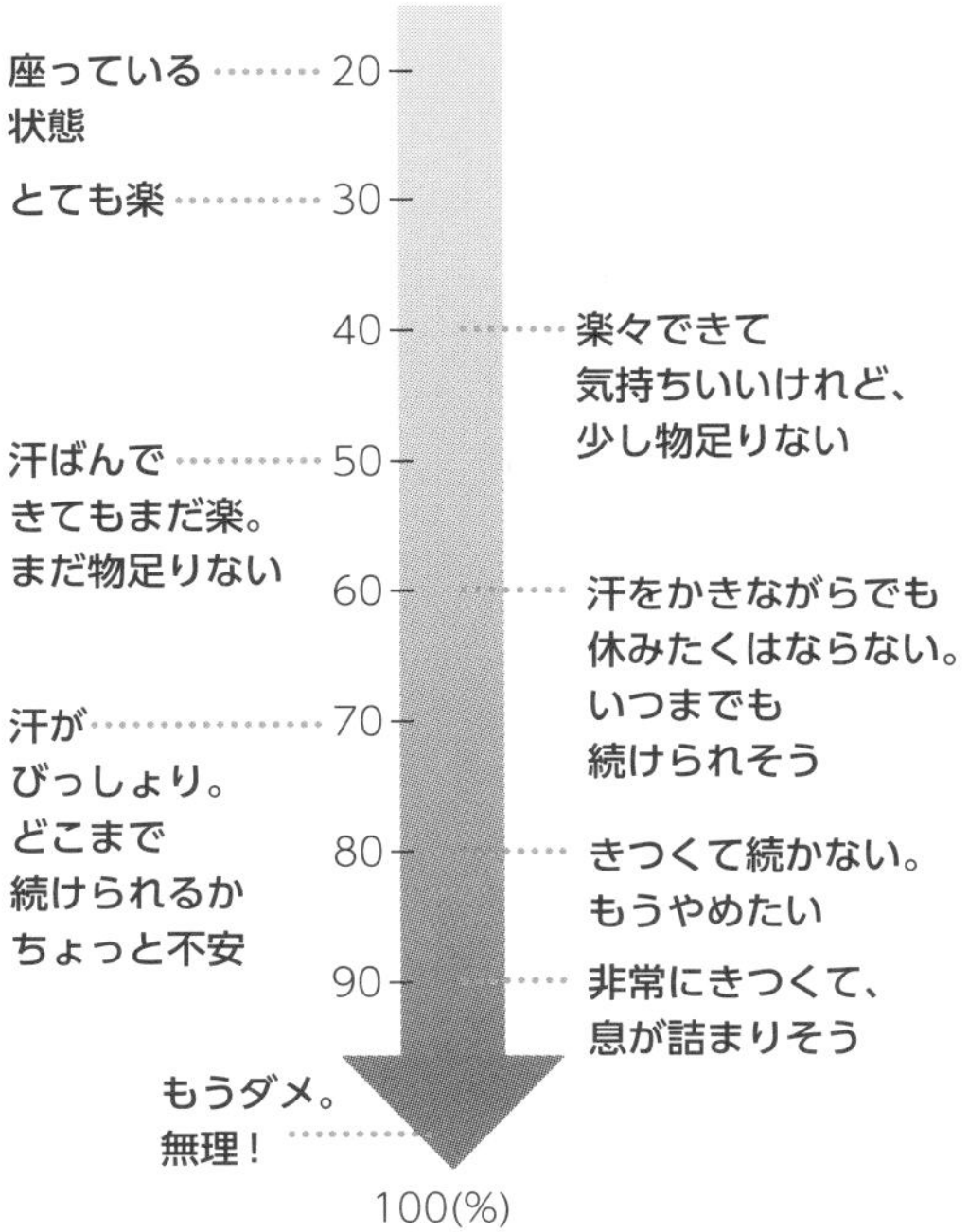
座っている状態 20
とても楽 30
40 楽々できて気持ちいいけれど、少し物足りない
汗ばんできてもまだ楽。まだ物足りない 50
60 汗をかきながらでも休みたくはならない。いつまでも続けられそう
汗がびっしょり。どこまで続けられるかちょっと不安 70
80 きつくて続かない。もうやめたい
90 非常にきつくて、息が詰まりそう
もうダメ。無理！
100(%)

過激な運動は、脱水や血圧の急上昇をまねくおそれがあり危険。まれに、筋肉がこわれて腎機能を急激に低下させてしまうこともある。これを横紋筋融解症《おうもんきんゆうかいしょう》という。

Q48 運動療法を続けるコツを教えてください。

「運動する！」と決意して走り始めたけれど、ひと月も続かなかった、などということはありませんか？　継続するには、楽しくできるかどうかという気持ちも重要です。

腎臓病の運動療法といっても、なにか特別なプログラムが必要というわけではありません。生活の中で体を動かす機会を増やしていけばよいのです。

定期的に運動しようと思ってはいても、「運動するためだけの運動」はおっくうになりがちです。「しなければならないもの」と考えるより、自分が楽しめることを探し、取り組んでいくほうが習慣化しやすいでしょう。

スポーツにかぎらず、体を使うことならなんでも運動になります。座ってばかりの生活を少しずつ変えていく……そんな心がけが大切です。できることから始めてみましょう。

●「歩いて行くところ」を増やす

いつもは乗りものを利用しているところに、歩いて行くだけでも立派な運動です。目的地に行くときだけ、あるいは帰るときだけ歩く、歩いた分のバス代、ガソリン代を小銭で貯めておくなど、自分が楽しみながらできるルールを決めると続けやすいかもしれません。

●慣れてきたら歩くスピードを速めてみよう

歩き慣れてきて、自覚的運動強度（↓P103）が下がってきたら、少し速足で歩くようにしてみましょう。歩く距離を延ばさなくても、運動強度を維持できます。

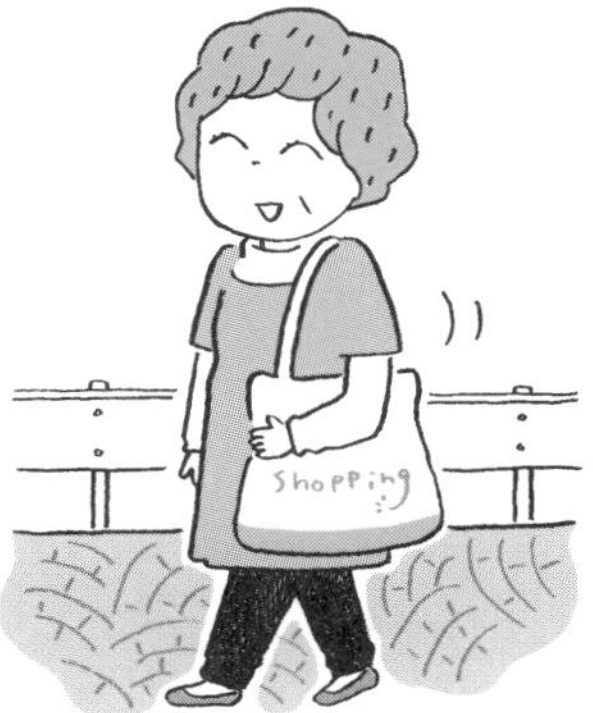

●休みの日をゴロ寝で終わらせない

日曜大工、部屋の模様替え、拭き掃除など、家の中でも体を使う用事はたくさんあります。また、買いものがあってもなくてもショッピング街に出向き、いろいろな売り場を見てまわれば、知らず知らずのうちに歩く時間を増やせます。

●庭仕事を始めてみる

土づくり、植え替え、水やり、草むしりなど、庭仕事は、速足で歩いたり、ゆっくり泳いだりするのに匹敵するくらいの運動強度があります。

きちんと手入れを続ければ花や野菜は元気に育ち、怠れば育ちが悪く、枯れてしまったりもします。長く続ける動機も高まりやすいでしょう。

●ラジオ、テレビ番組に合わせて体操する

ラジオ体操・テレビ体操は、放送、放映時間が決まっているので、毎日の習慣として取り組みやすいでしょう。

ＤＶＤや動画サイトを利用して体操するのでもよいのですが、「いつでもできる」と思うと、「今はしない」という選択肢にもつながりやすいのでご注意を。

●スポーツクラブの会員になる

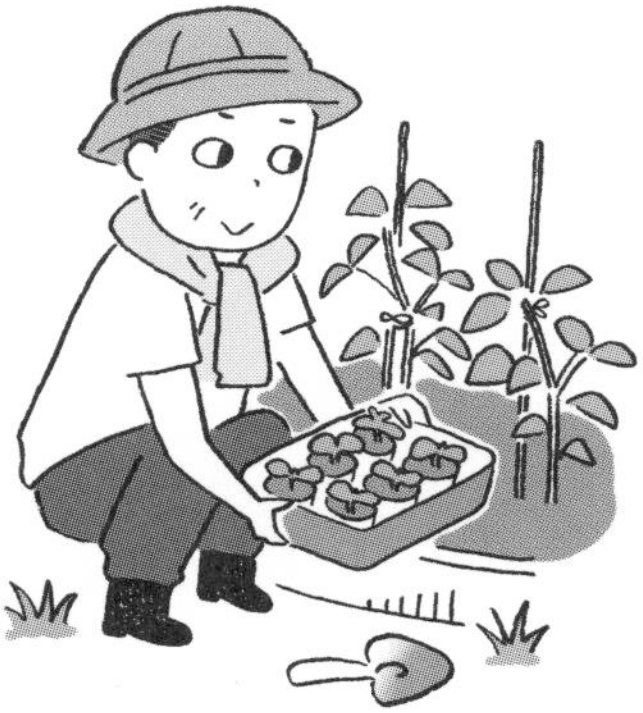

水泳、自転車こぎ、筋力トレーニングなど、さまざまな運動に取り組みやすいうえ、「会費を無駄にするまい」という思いは継続の大きな力になるでしょう。

通ううちに顔見知りが増え、楽しみが広がっていくことも期待できます。

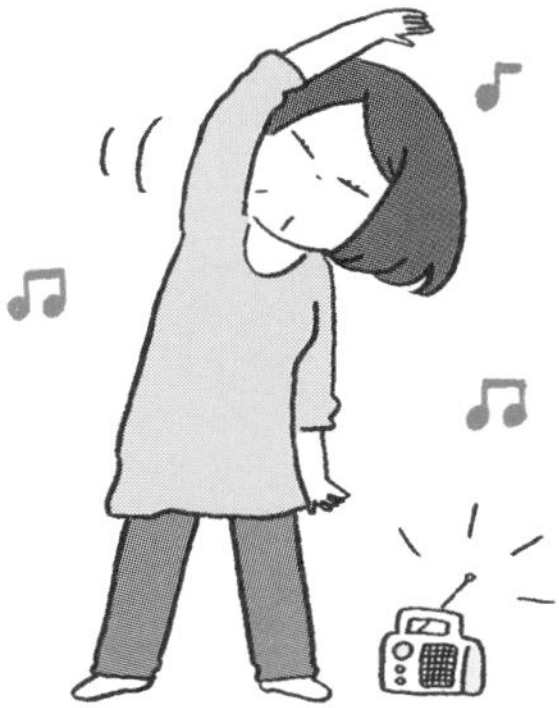

体を動かす趣味は続けていこう

もともと体を動かすことが好きで、よくスポーツをしていたという人もいるでしょう。趣味として続けているくらいのスポーツなら、慢性腎臓病と判明したからといって、それをやめる必要はありません。これからも続けていきましょう。

ただし、急性の腎臓病で体調が悪いなどという場合には、休むことも必要です。

Q49 腎臓に冷えはよくないですか？

わたしたちの体は、寒い、冷えたと感じたときには血管が収縮します。体の熱を逃さないための自然なしくみですが、**血管が収縮して血流が悪くなると、その分、腎臓での血液浄化が進みにくくなります**。

血圧が上昇し、腎臓を傷めやすくするだけでなく、心臓病や脳卒中などの心血管病を発症しやすくするおそれもあります。

寒い時季はもちろん、**夏でも注意が必要です**。冷房のきいた室内で過ごしている間に体が冷え、血流が悪化していることもあります。体を動かしたり、ぬるめのお湯につかったりして血行をよくしましょう。また、寒い時季にはしっかり防寒し、暑い時季も外出時には冷房対策として上着などを用意して出かけます。冬場は室内と屋外だけでなく、家の中でも寒暖差が大きくなりがちです。とくに入浴時は血圧の急変動が起きやすいので注意しましょう。

4

薬物療法で腎臓の働きを守る

Q50

特効薬はありますか？

腎臓病の薬物療法は年々進歩しています。しかし、**腎機能がたちどころに回復するような特効薬はない**のが実情です。そのため、**多くの種類の薬を使うようになることもあります**。腎機能の低下によってなにが生じているのかを確認しながら、それぞれに合った薬を使っていきます。

急性の腎臓病は、多くの場合、入院が必要になります。原因を確認し、厳重な管理のもとで薬物療法を進めていくことになります。

一方、慢性腎臓病は、通常の生活を送りながら、腎機能の低下を防ぐことを目的に治療を進めるのが基本です。生活改善は自分自身で取り組まなければなりませんが、薬物療法も、処方された薬を自分で管理し、服用することになります。

状態が変化すれば、使用する薬の種類や量は変わってきます。定期的に通院すること、処方された薬をきちんと使い続けることが大切です。

よく用いられる治療薬のタイプ

腎臓を弱らせる原因や腎臓の働きぐあいによって用いられる薬は違います。

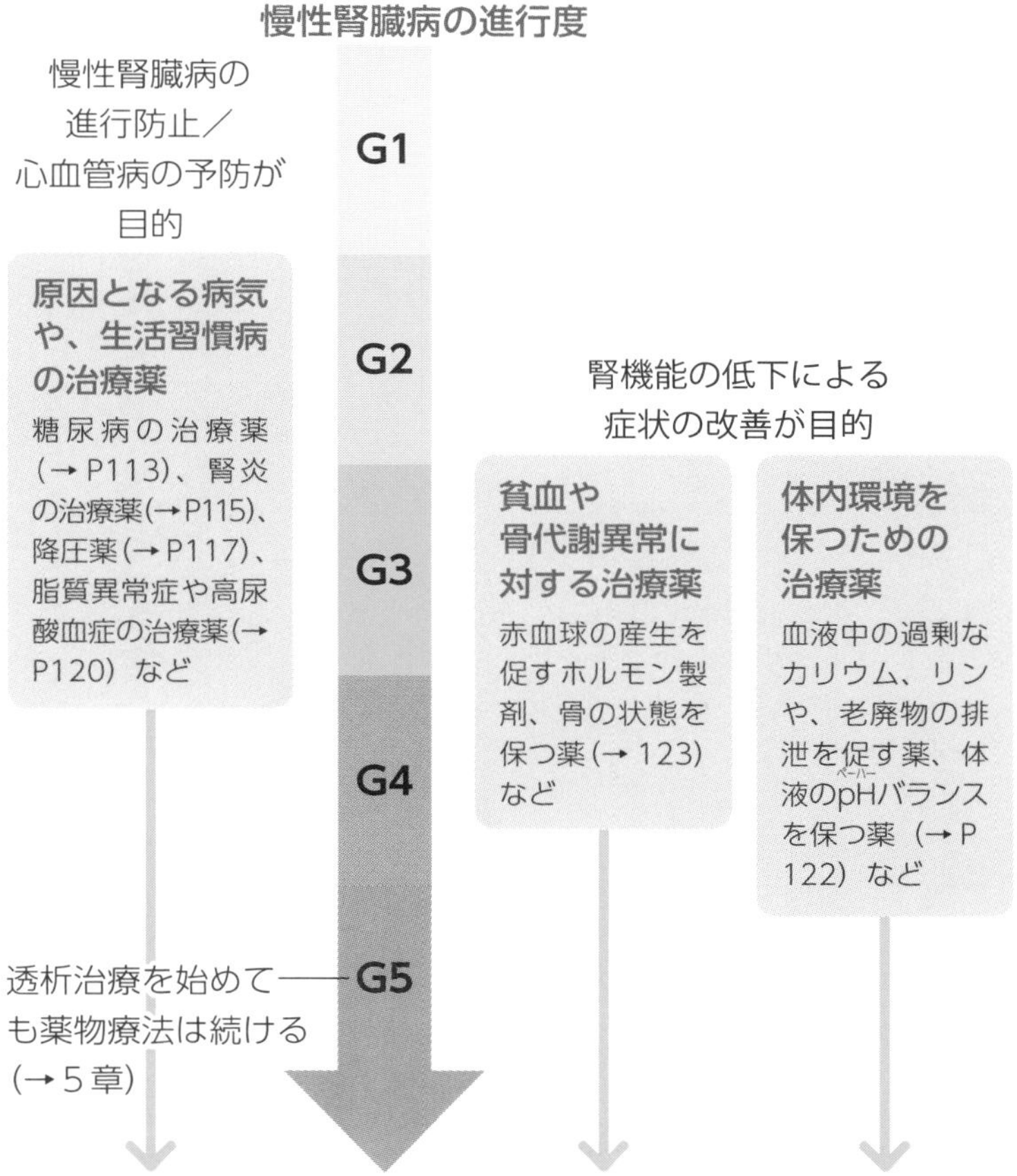
慢性腎臓病の進行度
G1
G2
G3
G4
G5
慢性腎臓病の進行防止／心血管病の予防が目的
原因となる病気や、生活習慣病の治療薬
糖尿病の治療薬（→P113）、腎炎の治療薬(→P115)、降圧薬(→P117)、脂質異常症や高尿酸血症の治療薬(→P120）など
透析治療を始めても薬物療法は続ける（→5章)
腎機能の低下による症状の改善が目的
貧血や骨代謝異常に対する治療薬
赤血球の産生を促すホルモン製剤、骨の状態を保つ薬(→123)など
体内環境を保つための治療薬
血液中の過剰なカリウム、リンや、老廃物の排泄を促す薬、体液のpH《ペーハー》バランスを保つ薬（→P122）など

Q51 糖尿病の治療薬は腎臓に負担がかからないですか？

たんぱく尿の有無、腎機能の程度を問わず、糖尿病や高血圧など、腎臓を弱らせる要因は取り除いておくことが、腎機能の低下を進行させないための基本です。腎臓を弱らせる要因をそのままにしておくと、腎機能の低下は確実に進んでしまいます。

食事療法や運動療法など、生活上の取り組みだけで改善がみられなければ、薬物療法を始め、きちんと続けることが大切です。腎機能の低下が目立たないからといって、油断は禁物です。

糖尿病も、**治療薬による血糖のコントロールを早い段階から始めます。**

しかし、**腎臓の状態によっては使わないほうがよい薬もありますので、糖尿病の専門医の指示に従いましょう。**

糖尿病の治療に使われる薬

血糖値が高くなりすぎないよう、管理し続けることが大切です。

<table>
<tr><th></th><th>種類</th><th>特徴</th></tr>
<tr><td rowspan="6">内服薬</td><td>αグルコシダーゼ阻害薬</td><td>腸でのブドウ糖の吸収を遅らせ、食後高血糖を改善</td></tr>
<tr><td>チアゾリジン誘導体</td><td rowspan="2">肝臓や筋肉などに作用し、インスリン抵抗性を改善。腎機能低下が進んだら使えない</td></tr>
<tr><td>ビグアナイド薬</td></tr>
<tr><td>スルホニル尿素(SU)薬</td><td rowspan="2">膵臓に作用し、インスリンの分泌を促す。腎機能の低下が進むと薬が排泄されにくくなり、低血糖を起こしやすくなるので使えないこともある</td></tr>
<tr><td>速効型インスリン分泌促進薬(グリニド薬)</td></tr>
<tr><td>DPP-4阻害薬</td><td rowspan="2">インスリンの分泌を促すホルモンの働きを助ける。腎機能の低下が進んだら用量の調整が必要</td></tr>
<tr><td rowspan="2">注射薬</td><td>GLP-1受容体作動薬</td></tr>
<tr><td>インスリン製剤</td><td>不足しているインスリンそのものを補う。腎機能の低下が進んだら用量の調整が必要</td></tr>
</table>

▼血糖コントロールの目標値

HbA1c(ヘモグロビン・エーワンシー)＊	6.9%以下
空腹時血糖値	130mg/dL未満
食後２時間血糖値	180mg/dL未満

＊ HbA1cは赤血球に含まれるヘモグロビンに糖が結合したもの。その割合で過去２ヵ月程度の平均的な血糖の状態がわかる。

Q52 腎炎やネフローゼ症候群には、どんな治療薬がありますか？

慢性腎臓病の原因疾患のひとつ、腎炎やネフローゼ症候群も薬でしっかり治療します。

かつては透析の原因疾患のなかでもっとも多かった腎炎ですが、近年、その割合は減り続けています。過剰な免疫反応を抑えることで炎症が止まり、病状が安定する例も増えているからです。

ステロイド薬を使って炎症を抑えたり、そのもとにある**異常な免疫反応を抑制**したりすることで、炎症の慢性化を防ぎます。糸球体《しきゅうたい》（↓P16）の炎症が続くと血液が固まりやすくなるため、血栓をできにくくする薬も使用します。

ネフローゼ症候群は、慢性糸球体腎炎が主な原因で生じます。この場合は、**副腎皮質ホルモン（ステロイド薬）が処方されます**（左表）。子どものネフローゼ症候群も、多くの場合、副腎皮質ホルモン（ステロイド薬）がよく効きます。

腎炎やネフローゼ症候群の治療に使われる薬

薬を使い、症状を安定させることが大切です。

▼炎症・免疫異常を抑える薬

種類	特徴
副腎皮質ホルモン（ステロイド薬）	内服薬のほか、点滴で大量投与することもある。感染症、血糖値の上昇、肥満（とくに顔が丸くなる）などが起きやすくなるが、勝手にやめると腎炎が急激に悪化することもあるため、医師の指示に従う
免疫抑制薬	ステロイド薬の効果が不十分な場合に使用することがある。感染症にかかりやすくなるので注意

▼血栓をできにくくする薬

種類	特徴
抗血小板薬	血液を固まらせる血小板の働きを抑える
抗凝固薬	血液が固まるときに働くたんぱく質の作用を抑える

Q53 血圧を下げる降圧薬は腎臓に負担にならないですか？

腎機能の低下を防ぐためにも、慢性腎臓病に合併しやすい心臓病や脳卒中などの心血管病を防ぐためにも、血圧のコントロールは重要です。

血圧をコントロールするには、まず日常生活の改善から始めます。**減塩や肥満解消**（↓3章）**に努めても血圧の数値が改善されなかったり、たんぱく尿が続くようなら降圧薬を使います**（↓左図）。

血圧を下げるために使う薬にはさまざまな種類がありますが、とくにレニン・アンジオテンシン（RA）系阻害薬というタイプの降圧薬は、尿のたんぱく質を減らす効果にすぐれた「尿たんぱく減少薬」でもあります。

ただ、ひとつのタイプだけでは十分に血圧が下がらないことも少なくありません。その場合には、複数のタイプの薬を組み合わせて使用していきます。

血圧コントロールの進め方

慢性腎臓病の場合、血圧は 130 ／ 80mmHg 以下を保てるように管理していきます。ただし、高齢者の場合には、血圧の下がりすぎに注意が必要です。

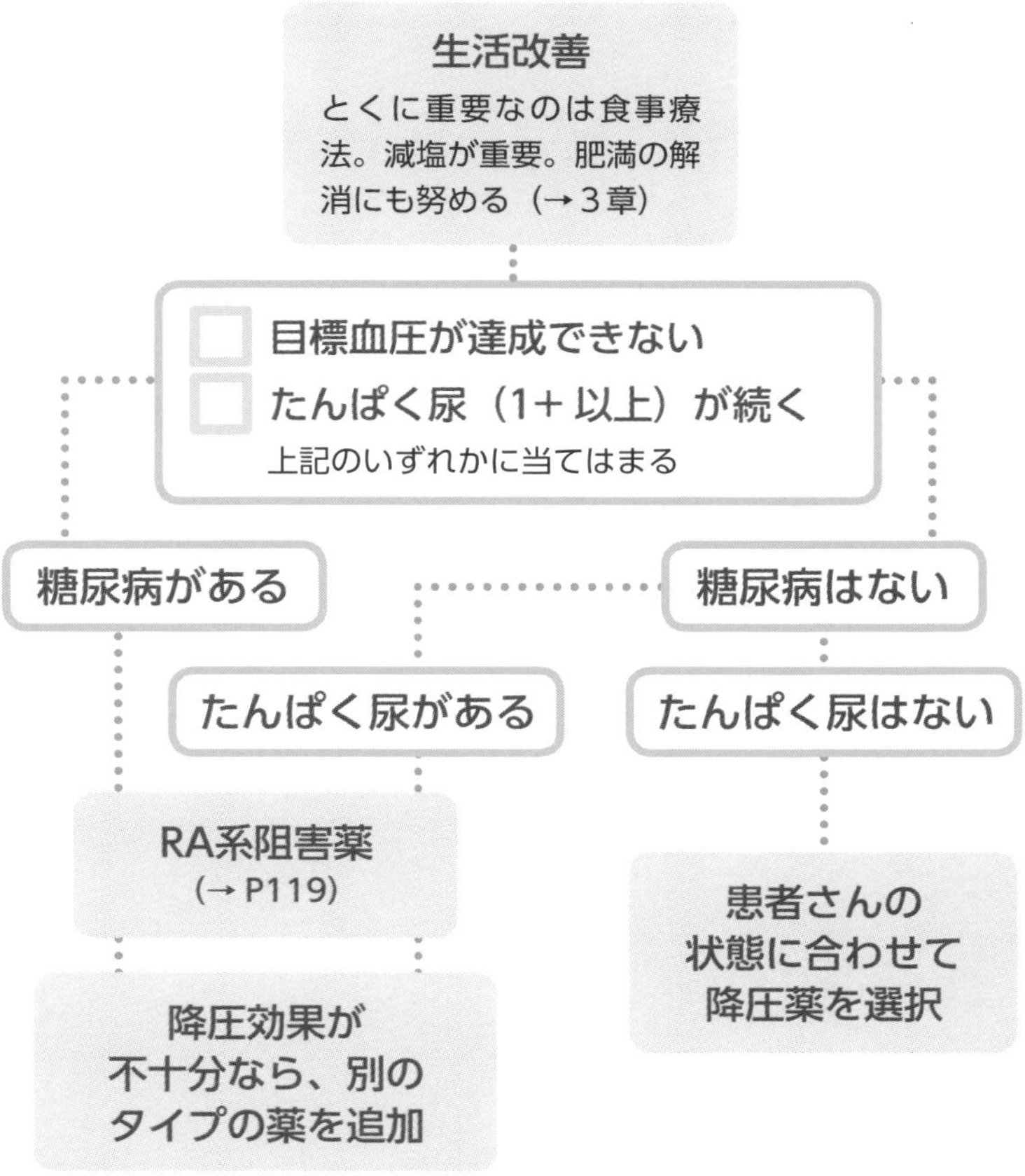
生活改善
とくに重要なのは食事療法。減塩が重要。肥満の解消にも努める（→３章）
目標血圧が達成できない
たんぱく尿（1+ 以上）が続く
上記のいずれかに当てはまる
糖尿病がある
糖尿病はない
たんぱく尿がある
たんぱく尿はない
RA系阻害薬
(→ P119)
降圧効果が不十分なら、別のタイプの薬を追加
患者さんの状態に合わせて降圧薬を選択

Q54 自分がのんでいる降圧薬にはどんな作用がありますか？

血圧を下げるという目的は同じでも、**作用のしかたは薬の種類によって異なります**。自分が服用している薬がどの種類なのか、医師または薬剤師などに確認しておきましょう。主に使われる降圧薬には、次のようなものがあります。

● **RA系阻害薬**（↓左図）

● **カルシウム拮抗薬《きっこうやく》**…血管を収縮させる作用があるカルシウムが、血管壁に入り込むのを防ぎます。

● **利尿薬**…原尿が通る尿細管《にょうさいかん》でのナトリウムの再吸収を抑えます。サイアザイド系利尿薬、ループ利尿薬には、カリウムの再吸収を抑える作用もあります。

そのほか、血管や心筋の収縮を強める交感神経の作用をやわらげる薬（**α1遮断《しゃだん》薬《やく》、β遮断薬**）や、複数の成分を合わせた配合剤を使うこともあります。

RA系阻害薬のメカニズム

腎臓が分泌するホルモン（レニン）がかかわる血圧上昇を抑える薬で２タイプあります。高カリウムが起こりやすくなることがあるので、定期的に血液検査で確認します。

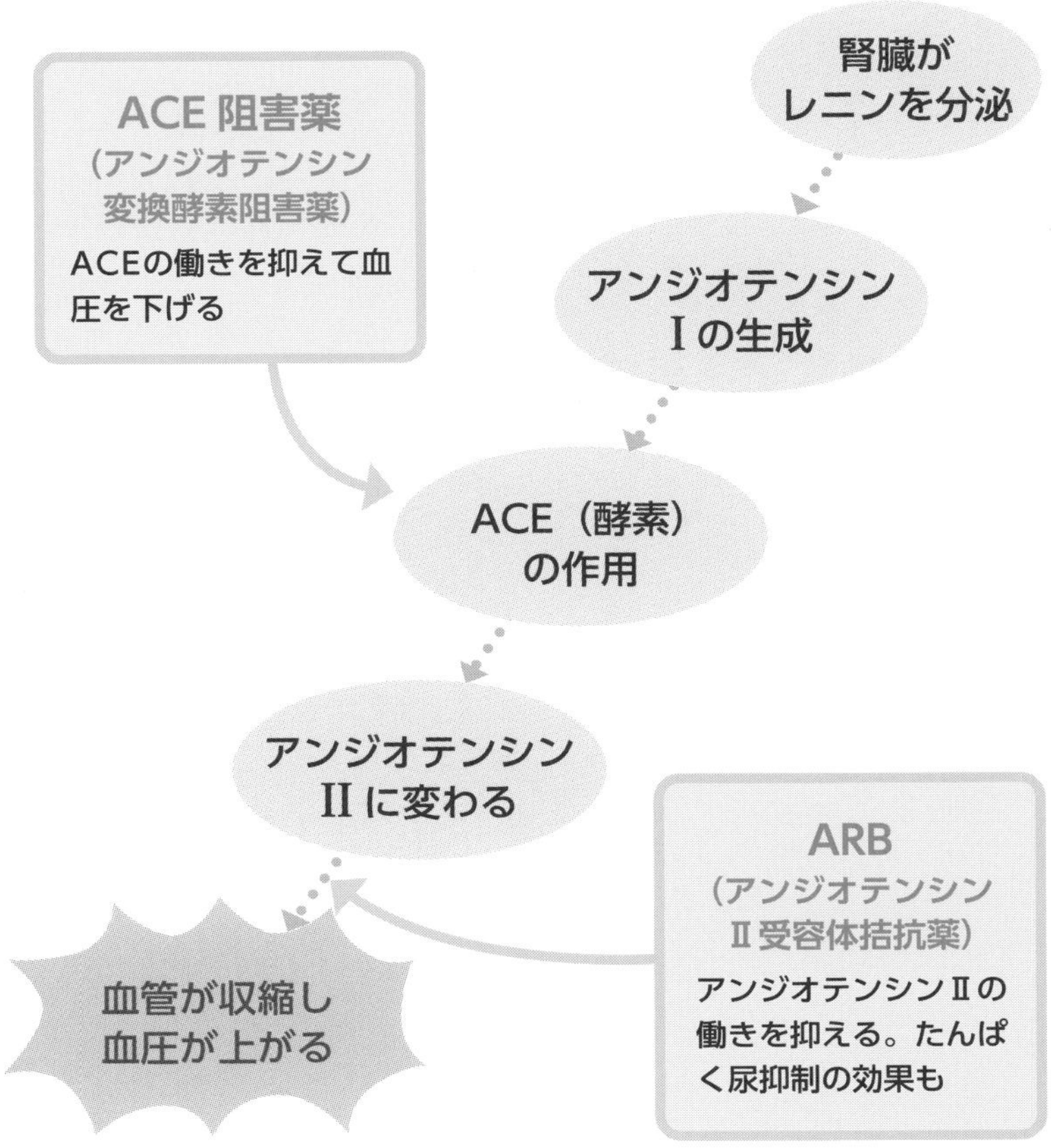
ACE 阻害薬
（アンジオテンシン変換酵素阻害薬）
ACEの働きを抑えて血圧を下げる
腎臓がレニンを分泌
アンジオテンシンⅠの生成
ACE（酵素）の作用
アンジオテンシンⅡに変わる
血管が収縮し血圧が上がる
ARB
（アンジオテンシンⅡ受容体拮抗薬）
アンジオテンシンⅡの働きを抑える。たんぱく尿抑制の効果も

Q55 脂質異常症、高尿酸血症の薬はのんだほうがいいですか？

脂質異常症や高尿酸血症の場合、**生活習慣の改善だけで十分でなければ**、心臓病や脳卒中などの**心血管病予防のためにも薬物療法を検討します**。とくにコレステロールや中性脂肪の値が高い場合は、動脈硬化が進み、その結果、心臓や血管に負担をかけることになるからです。

脂質異常症の治療薬としてよく用いられるのは**スタチン**という種類の薬で、中性脂肪やＬＤＬコレステロールを減らす効果にすぐれています。ただし、まれに筋肉の組織がこわれる横紋筋融解症《おうもんきんゆうかいしょう》を起こすことがあるため、脱力感、筋肉痛が現れたら注意が必要です。その場合は、主治医と相談のうえ、ほかの薬に変更するなどしていきます。

高尿酸血症には、尿酸の生成を抑える**尿酸生成抑制薬**などが使われます。

Q56 腎機能がさらに低下してきたら、薬は増えますか？

慢性腎臓病が進んでくると、腎機能低下によるさまざまな影響が現れてきます。そのため、腎臓を守るための薬だけでなく、**次々に生じる問題に対する治療薬も追加して使用する**ことになります。

治療中は定期的に血液検査をおこない、腎機能低下の影響がどのように現れているか、新たに薬を使う必要があるか、これまで使ってきた薬の見直しが必要かどうかなどを確認していきます。

ＧＦＲの値が低下し、**慢性腎臓病の進行度（ＣＫＤステージ）のＧ３を超えるくらいになると、体にはさまざまな問題が現れ始めます。その一つひとつに対応するために、服用する薬は多くなりがちです。**もともと使ってきた薬（血糖、血圧をコントロールするための薬など）は使い続けるのが基本です。ただし、腎機能の低下が進むと薬の成分が排出されにくくなるため、血中濃度が高まりすぎて、かえって腎臓を傷めるなどのおそれがあれば、薬の量を減らしたり、種類を替えたり、服薬を中止したりすることもあります。**慢性腎臓病の患者さんが数種類の薬を服用するのは、ごく普通のことです。**しかし、薬の種類が増えれば増えるほど、それぞれの薬が作用を打ち消し合ったり、逆に効きすぎてしまったりすることもあります。

患者さん自身が気になっていることなどがあれば、通院時に医師に話しておきましょう。検査結果と合わせ、薬の調整がはかられることもあります。

追加していく場合の薬には次のようなものがあります。

●高カリウム血症がみられたら

利尿薬…尿細管《にょうさいかん》でのカリウムの再吸収を抑制し、尿とともに排泄させる。

陽イオン交換樹脂…食事に含まれるカリウムを吸着し、便とともに排泄させる。

●高リン血症がみられたら

リン吸着薬…消化管内でリンと結合し、吸収を抑制する。リンと結びつきやすいカルシウム製剤を使えば、カルシウム不足の解消にも役立つ。

●体液の酸性化が進んだら（代謝性アシドーシス）

重炭酸ナトリウム…健康な人の体液は中性～弱酸性に保たれている。腎臓の働きが低下し、酸性に傾いた状態をアルカリ性の重炭酸ナトリウム（重曹）で中和する。

貧血を治療する

赤血球造血刺激因子製剤（ESA）…腎機能が低下すると、赤血球の生成を促すエリスロポエチンというホルモンの分泌量が減少する。ESAはエリスロポエチンと同様の構造をもつ製剤で、注射で投与する。

鉄剤を使うことも…赤血球に含まれ、酸素の運搬役を果たすヘモグロビンが減ると貧血が起きる。ヘモグロビンの材料となる鉄が明らかに不足していれば鉄剤で補充することもある。多すぎると鉄過剰症になるおそれもあるので注意が必要。

尿毒症のおそれがあれば

球形吸着炭…腸内で老廃物などを吸着し、便とともに排泄させる。

緩下剤《かんげざい》の併用も…老廃物の排泄を促すには便秘の解消も必要。

骨の代謝異常を改善

活性型ビタミンD製剤…活性型ビタミンDの不足はカルシウムの吸収を妨げる。不足分を補うことで、骨からカルシウムが溶け出して血管にたまったり、骨が弱くなったりしないようにする。

Q57 高齢の場合に、とくに注意することはありますか？

高齢になれば、腎臓だけでなく体のあちこちに不具合が生じてくるもの。腎臓を守ることだけを考えて治療を進めるわけにはいきません。70歳を超え、高齢になればなるほど、薬物療法は一筋縄ではいかなくなります。

腎臓の働きを守るための血圧や血糖などの目標値は、高齢の患者さんの場合、だれもが同じというわけにはいきません。ほかの病気とのかねあいや、患者さんの体調なども配慮して目標を定める必要があります。そして、それを実現するために必要な薬が処方されます。ただ、高齢の場合、薬の管理ができるか、服薬した薬が体にたまらず排泄できるかどうかなども、個人差が大きくなりがちです。

血圧を下げすぎるとかえって危険

すでに脳梗塞《のうこうそく》や狭心症、心筋梗塞などの心血管病を患っている人は、血圧を下げすぎると、かえって心血管病の状態が悪化し、死亡率が高くなるおそれがあります。高齢の患者さんは、収縮期血圧（上）が１１０㎜Hg未満になるような治療は避けましょう。

●厳格すぎる血糖コントロールも問題に

高齢で体力が低下している患者さんは、厳格な食事療法や薬物療法を続けることで、血糖値が低くなりすぎる低血糖の状態が起きやすくなったり、死亡率を高めてしまったりするおそれもあります。

●ほかの病気をかかえている人が多い

年をとるにつれ、心血管病はもちろん、がんや認知症などになる人も増えます。治療薬ののみ合わせを含め、腎臓の保護だけを考えた治療はしにくくなります。

●のみ忘れ、のみ間違いが増えることも

何種類もの薬を正確に服用し続けるのは、若くても簡単なことではありません。もの忘れが目立つ高齢者の場合、家族など周囲のサポートがないと正しい服薬が続けにくい面があります。

●脱水でますます腎障害が起こりやすくなる

高齢者はのどの渇きを感じにくく、知らないうちに脱水を起こしていることがあります。薬の成分が排泄されずにたまり、腎障害を起こすことがあります。

Q58 薬物療法を続けるコツはありますか?

適切な薬を処方するのは医師の仕事ですが、どんなに効果が高い薬でも、きちんとのまなければ役に立ちません。薬物療法を成功させる鍵は、患者さん自身の手の内にあります。

きちんとのもうと思っていても、うっかりのみ忘れてしまうことはあるものです。薬の数が増え、服用時間や服用回数がそれぞれ違うとなると、のみ忘れやのみ間違いも起きやすくなります。

また、自覚症状がほとんどない段階では、服薬の必要性は感じにくいものです。服薬の目的や、正しい服薬方法をはっきりさせておかないと、のみ忘れやのみ間違いにつながるおそれが高まります。

●なぜのむのか?

自分の状態や薬の役割をきちんと把握することで、「きちんとのもう」という気持ちが生まれやすくなります。医師や薬剤師から説明を受けるだけでなく、自分でも説明できるくらい、しっかり理解しておきましょう。

いつのむのか？

薬がその効果を発揮するためには、決められたタイミングや回数を守って服用することが大切です。正しく服用できないと、効果が得にくくなるだけでなく、ほかの薬の作用を弱めたりしてしまうこともあります。「食前（食べ始める30分前）」「食直前（食べ始めるすぐ前）」「食直後（食事が終わったすぐあと）」「食後（食べ終わってから30分以内）」「食間（食事と食事の間、食事を済ませて約2時間後）」「就寝前（寝る直前、または30～60分前）」「頓服《とんぷく》（症状に応じて必要なときにいつでも）」など、指示の意味を再度確認しておきましょう。

のみ忘れないために① 小分けにして管理

薬をもらってきたら、「毎食後のむ薬」「寝る前だけのむ薬」など、服用のタイミング別に分けて保管するようにしましょう。シートのままでもかまいませんが、のみ忘れが多いようなら、1回分ずつ小分けにしておくとよいでしょう。箱型のものだけでなく、外出時に持ち歩きやすいポーチ式のものなど、さまざまな薬ケースが市販されているので、それを使うのもよいでしょう。

●のみ忘れないために② 決まった時間にアラームを設定する

携帯電話やスマートフォンを利用している人は、仕事などに差し支えなければ、毎日、決まった時間にアラームが鳴るようにしておくのもよいでしょう。「まだのんでいなかった」などと気づくきっかけになります。

どうしても管理がむずかしいときは、医師に率直に相談してみましょう。配合剤の利用で薬の数を減らせるかもしれませんし、服用回数の少ないものなどに変更できるかもしれません。そのうえで「これだけの薬は必要」と決まったら、きちんと正しく服用していきましょう。

慢性腎臓病で腎機能が低下している場合、服用した薬がなかなか排泄されず、血中濃度が高まりすぎて、さまざまな問題が起きてしまうことがあります。

腎臓病の主治医以外にかかるときは、腎機能の状態や、現在、服用している薬をすべて伝えておきましょう。その情報をもとに、薬の処方を考えてもらえます。**複数の医療機関にかかる場合には「おくすり手帳」を活用**すれば、服用している薬をすべて持ち歩く必要がなくなります。

Q59 市販薬やサプリメントをのんでもいいでしょうか？

風邪や頭痛、胃痛や便秘などの身近な症状に対し、市販薬で様子をみようと思うこともあるのではないでしょうか。けれど、腎機能が低下している患者さんにとって、薬は毒になることがあります。それは、**漢方やサプリメント**も同様です。**腎臓からなかなか排泄されず、腎障害を進めてしまうこともあります**。

店頭で簡単に手に入るからといって、安易な使用は危険です。自己判断で使うのは控えましょう。とくに以下のものには、注意が必要です。

●風邪薬・鎮痛薬

イブプロフェン、エテンザミドなど市販薬（ロキソニンやイブなど）にもよく使用されている非ステロイド性消炎鎮痛薬（ＮＳＡＩＤｓ）は、腎臓の血流量を低下させ、腎機能を悪化させるおそれがあります。アセトアミノフェン（市販薬タイレノールなど）は比較的安全ですが、医師の処方のもとで使用したほうがよいでしょう。

● 胃腸薬

胃潰瘍《いかいよう》、慢性胃炎の治療薬であるＨ２受容体拮抗薬《じゅようたいきっこうやく》（Ｈ２ブロッカー）の市販薬にはガスターやファモチジンなどがあり、血液障害を起こすおそれがあります。緩下剤《かんげざい》などとして使われる酸化マグネシウム製剤の市販薬にはスルーラックマグネシウムなどがありますが、高マグネシウム血症による倦怠感《けんたいかん》、不整脈などを起こすおそれがあります。

● 漢方

麻黄《まおう》は腎結石、甘草《かんぞう》は急性腎障害に結びつくことも。風邪薬として使われる葛根湯《かっこんとう》などには、どちらも含まれています。

● サプリメント

ハーブ類、植物性の成分でも腎障害を起こすことがあります。ビタミンＣ製剤なども、排泄機能が衰えると結石をつくりやすくなります。

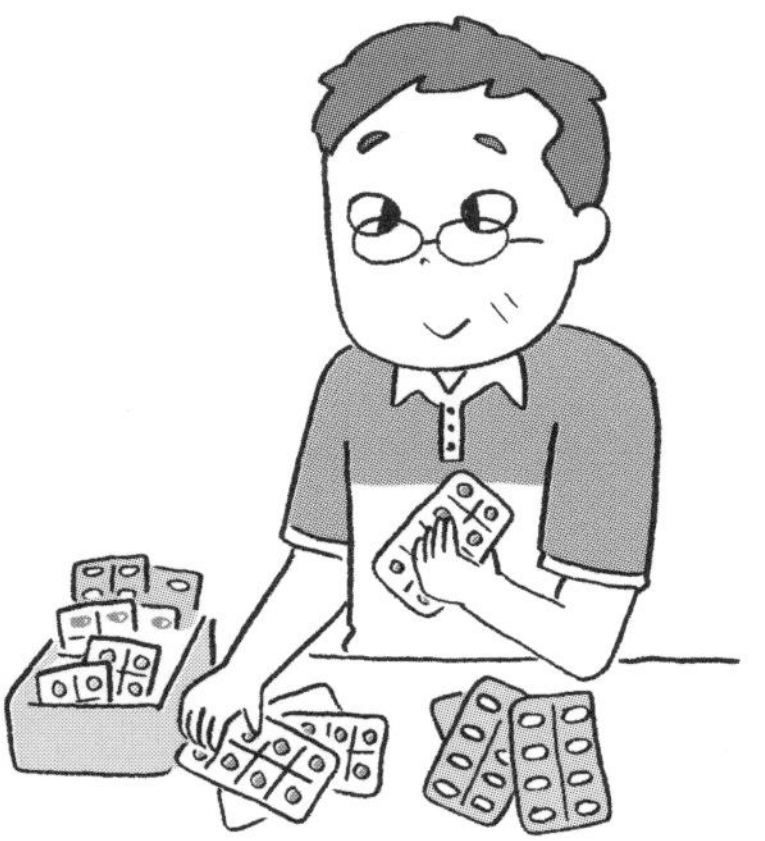

5

それでも
進んでしまった
人のために

Q60 そろそろ透析を考えたほうがよい、といわれてしまいました……。

自分の腎臓の状態を保ちたいとかんばってきても、腎機能の低下がいちじるしく進んでしまったら、ほかの手段で代行する治療が必要です。これを腎代替療法といい、透析療法と腎移植に分けられます。

圧倒的に多いのは透析療法です。日本ではほとんどが血液透析ですが、海外では腹膜透析も普及しています。

● **透析療法**…人為的に血液の濾過《ろか》をおこなう方法。**機械を使う血液透析と、自分の腹膜を利用する腹膜透析があります**。血液透析は通院しながら受けるのが一般的ですが、自宅でおこなう方法もあります。日本の透析患者さんは約34万人（2019年末現在）。このうち大半の患者さんは、通院しながら血液透析を受けています。

● **腎移植**…ほかの人からもらった健康な腎臓に、ほぼ働けなくなっている自分の腎臓の代わりをつとめてもらう方法。実施例は年間1600件ほどです（↓P152）。

透析の導入時期を見極める

透析を始めるベストなタイミングは、自覚症状だけでなく各種の検査結果も参考にすることが大切です。

慢性腎臓病の進行度

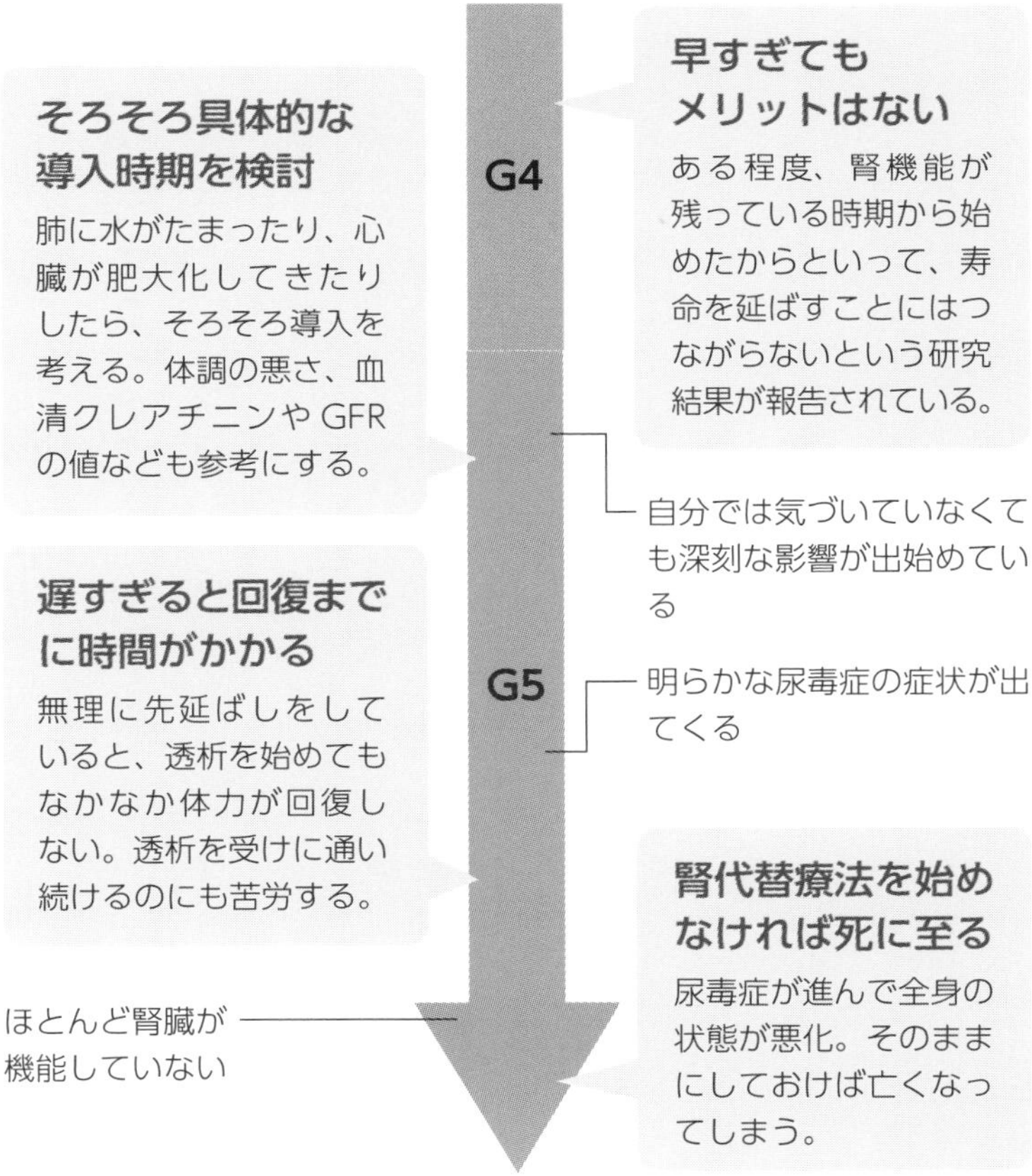
G4
G5
早すぎてもメリットはない
ある程度、腎機能が残っている時期から始めたからといって、寿命を延ばすことにはつながらないという研究結果が報告されている。
そろそろ具体的な導入時期を検討
肺に水がたまったり、心臓が肥大化してきたりしたら、そろそろ導入を考える。体調の悪さ、血清クレアチニンやGFRの値なども参考にする。
自分では気づいていなくても深刻な影響が出始めている
明らかな尿毒症の症状が出てくる
遅すぎると回復までに時間がかかる
無理に先延ばしをしていると、透析を始めてもなかなか体力が回復しない。透析を受けに通い続けるのにも苦労する。
腎代替療法を始めなければ死に至る
尿毒症が進んで全身の状態が悪化。そのままにしておけば亡くなってしまう。
ほとんど腎臓が機能していない

Q61 透析療法を始めると、生活はどう変わるのですか？

透析療法を受けている患者さんからは「以前より調子がよくなった。もっと早く始めればよかった」という声が聞かれることが多くあります。いたずらに不安に思うことはありません。

透析を受けることで、腎臓が担っていた働きの一部が取り戻せます。これまでの生活と変わることもあれば、変わらないこともあります。

●たんぱく質制限はやわらぐ

ある程度、老廃物を除去できるようになるので、食事のたんぱく質制限は少しやわらげられます。体重1kgにつき1日1・0g程度を目安にします（→P85）。

●血液がきれいになる

異なる濃度の液体の間を小さな穴の開いた膜で仕切っておくと、物質が移動して均一の濃度になっていきます。このしくみを利用して、血液を浄化していくのが透析療法です。

ほとんど働かなくなっていた腎臓に頼っていた時期にくらべ、血液はきれいになり、尿毒症（↓P66）の症状が軽減します。

尿が出にくい／出なくなる

腎機能の低下がさらに進行すれば尿量は減ります。血液透析のほうが、腹膜透析よりも尿が出なくなる時期は早いことが多いようです。

水分・塩分制限は厳しくなる

尿が出なくなる分、透析と透析の間は体に水分がたまりやすくなります。摂取する水分や、水分をためやすくする塩分の量は、厳しい制限が必要になります（↓P142）。

薬物療法は続ける

透析前からの薬物療法は、基本的には変わりません。定期的におこなう血液検査の結果によっては、リン吸着薬（↓P122）や活性型ビタミンD製剤（↓P123）、カルシウム受容体作動薬（骨を溶かすホルモンの分泌を抑える薬）などを、新たに使い始めることもあります。

時間的な制約は増える

24時間、放っておいても血液をきれいにしてくれてきた腎臓とは違い、透析療法を受けるための時間を確保する必要があります。

社会生活への影響は少ない

時間的な制約が増えるとはいえ、腹膜透析を選択すれば通院回数は減らせますし、通院して受ける通常の血液透析でも、施設によっては時間帯が選べます。生活スタイルに合わせた方法を選択することで、社会生活への影響は減らせます。透析を受けているからといって、「してはいけないこと」はとくにないのです。また、適度な運動は続けたほうがよいでしょう。

「そろそろ透析を考えたほうがよい」と告げられ、気落ちしている人もいらっしゃるかもしれません。ですが、正しい知識を身につけておけば、不安がらず透析を受けることができます。

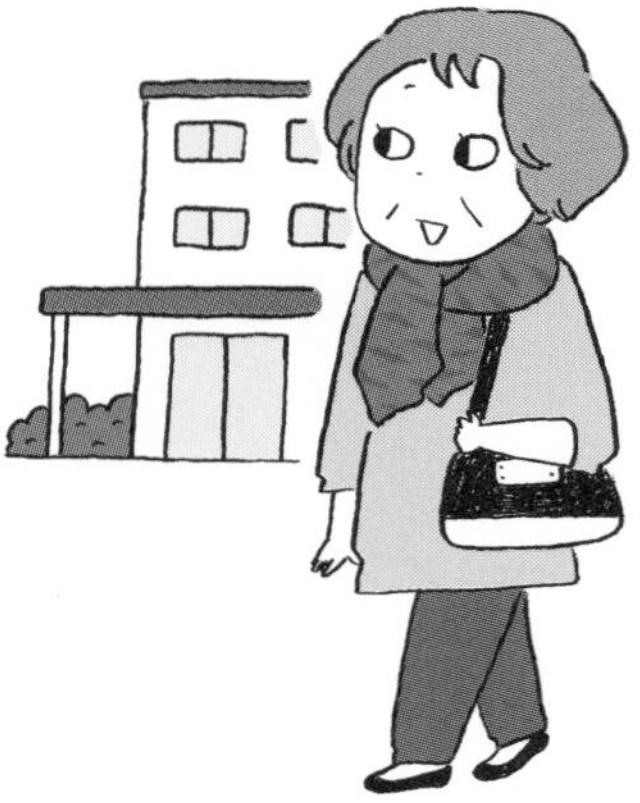

Q62 血液透析とはどのようなものですか？

透析療法の中でもっとも利用者が多いのは、通院しながらおこなう血液透析です。通院回数が多く「たいへんそう」というイメージがあるかもしれませんが、多くの人は無理なく続けられています。

血液透析は、献血と輸血を続けざまにおこなっているようなもの。採血した血液をほかの人に提供するかわりに、血液をきれいにしてから自分の体に戻します。

透析を受けている間、患者さんは本を読んだり、テレビを見たり、それぞれ自由に過ごせます。パソコン操作くらいはできますので、ベッド上で仕事をしている人もいます。10年以上にわたり治療を続けている患者さんも少なくありません。決して「透析になったらおしまい」ではないのです。

頻回の通院は面倒なようですが、体調管理には役立ちます。とくに高齢の患者さんの場合、定期的な通院が体を動かすよい機会にもなります。

血液透析のしくみ

患者さんの腕から取り出した血液と、透析装置から送り込まれる透析液が、透析膜で仕切られたダイアライザー内部を通過し、老廃物や余分な水分が除去されていきます。

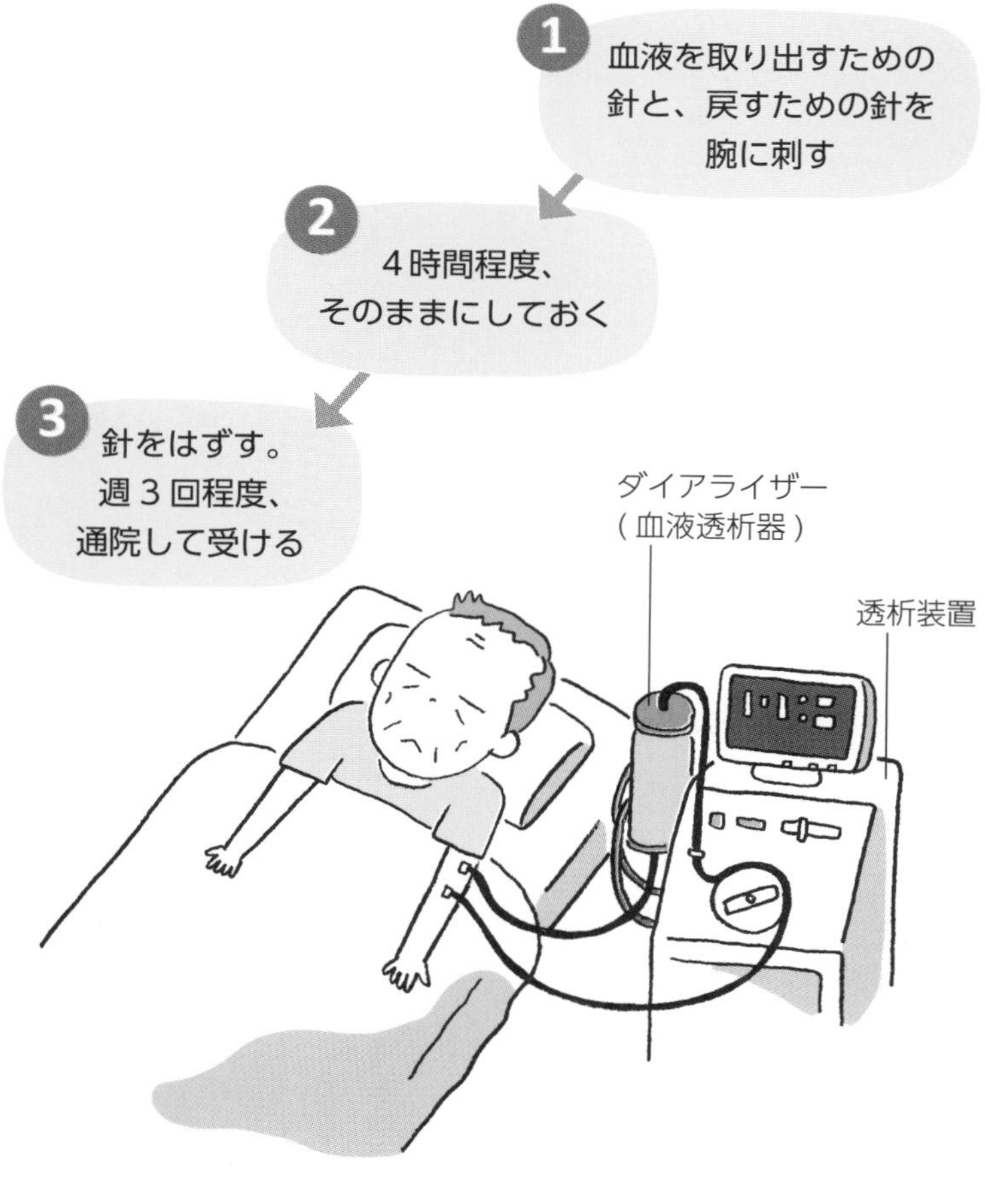
1 血液を取り出すための針と、戻すための針を腕に刺す
2 4時間程度、そのままにしておく
3 針をはずす。週3回程度、通院して受ける
ダイアライザー（血液透析器）
透析装置

Q63 血液透析はどのように始めるのですか？

血液透析は、多くの場合、透析専門の病院やクリニックなどで実施されています。深刻な合併症などが生じないかぎり、長く続けることができます。

血液透析を始める前には、**腕の動脈と静脈をつないで太い血管（シャント）をつくる手術をします**。動脈を勢いよく流れる血液が静脈に流れ込むことで血管が太くなり、血液を取り出しやすくなります。手術時間は1時間程度です。

血液透析は、ダイアライザーという機械に血液を通すことで血液浄化を進めます。

▼血管を太くするための手術が必要

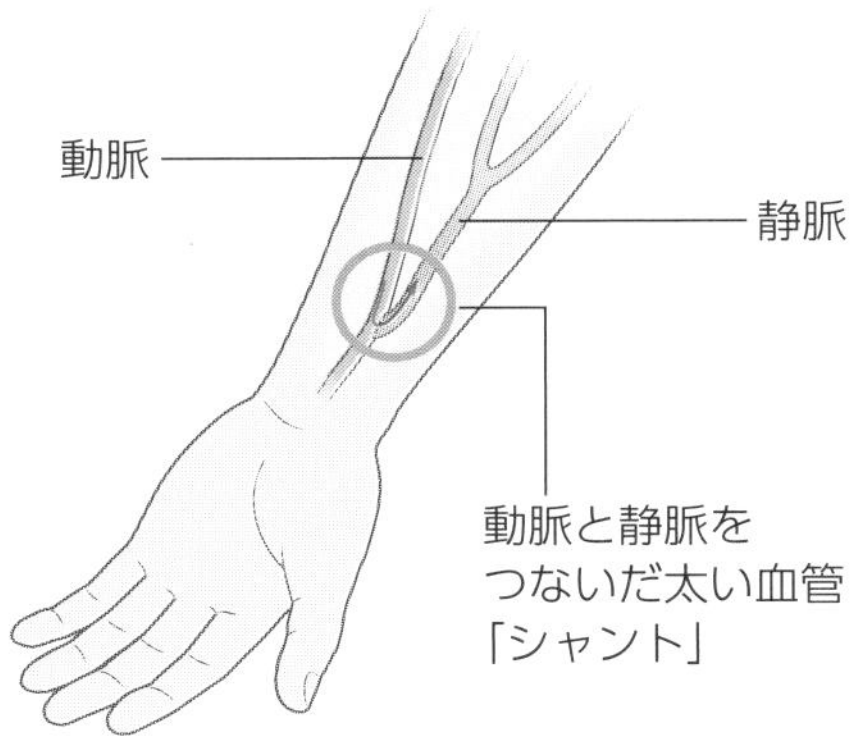

Q64 血液透析の特徴と注意点を教えてください。

血液透析には、次のような特徴があります。

週3回、4時間ずつの通院が必要

多くの場合、透析は昼間の時間帯におこなわれていますが、施設によっては夕方以降の時間帯にも透析が受けられます。昼間は仕事、夜は透析ということも可能です。

体への負担を減らすために、通常4時間のところを7～8時間かけてゆっくり透析する方法もあります。夜、眠っている間に長時間透析を受けられる施設もあります。

機械の操作などはすべて医療スタッフにやってもらえる

通院しながら受ける血液透析では、2～3日分の汚れを集中して浄化していきます。汚れや水分がたまりすぎないよう、透析と透析の間の日常生活の過ごし方に注意が必要です。

血液透析を受ける人が、もっとも注意しなければならないのは体重の管理です。自分のドライウエイト（体に余分な水分がたまっていないときの体重）を医師に確認し、透析前にはかる体重が左下に挙げた目標値の範囲におさまるよう、食べもの、飲みものを調整していきましょう。

注意点もいくつかあります。

- **2泊以上の旅行は、出先で透析を受けられる機関を確保しておく必要がある**
- **残っている腎機能は急激に低下し、尿はほとんど出なくなる**
- **水分と塩分の制限は、いっそう厳格に守らなければならない**

水太りは危険

血液透析を受けたあと、次の透析日までに起きる体重増加の大部分は、体にたまった水分によるもの。１回の透析で取り除ける水分量には限りがあるため、過度の水太りは避けなければなりません。

透析と透析の間は、体内に水がたまっていく

尿量が減ると、体から出ていく水分より飲みもの、食べものからとる水分のほうが多くなるため、水がたまって体重が増える。

▼

「ドライウエイト」を目標に透析をする

透析後にドライウエイトになるよう、血液から余分な水分を取り除いていく。

▼体重管理の目標値

透析の間隔が中1日	ドライウエイト(kg) × 3% 以内
透析の間隔が中2日	ドライウエイト(kg) × 5% 以内

Q65
血液透析では、なぜ体重が増えると危険なのですか？

体重が増えすぎた場合は、無理にドライウエイト（→P141）まで戻そうとすると、血圧が下がりすぎて、めまいがしたり脱力感などが強く出たりします。また、除水しきれずに血液量が増えすぎた状態が続くと、心臓や肺、血管などに負担がかかることに。そして、心不全などの合併症が増えるのです。

水がたまり、体重が増える原因の多くは水分と塩分のとりすぎです。血液透析を始めたら、塩分制限はこれまで同様に厳しく、さらに水分摂取量も減らす必要があります。

●水分摂取量を減らす

尿を除くと、体から出ていく水分は汗や呼吸、便に含まれるものだけ。一方で、体には飲みもの、食べものに含まれる水分が入ってくるうえ、体内で消化・吸収される際に生じる水（代謝水）もあります。各自のドライウエイトや尿量にもよりますが、飲水量は1日600mL以内にするのが安全です。

減らすポイントとしては、次のようなものがあります。

- **汁ものの汁は残す**
- **葉ものの野菜など、水分の多い食材は減らす**
- **お茶など、飲みものは量を決めて飲む**
- **アルコール飲料は禁忌ではないが、制限量を超えやすいので注意**
- **塩分制限の厳守を徹底**

塩分摂取量が増えると、その分、水がたまりやすくなります。1日6g未満の目標量の厳守を徹底しましょう。

透析療法中は、月2回程度、血液検査がおこなわれます。血液中の老廃物（尿《にょう》素《そ》窒《ちっ》素《そ》、クレアチニンなど）の量から透析の効果を確認するほか、カリウム、リン、カルシウム、副甲状腺ホルモン、ヘモグロビンの量をみて、必要な対応を考えていきます。

透析によってカリウムやリンはある程度除去されるものの、限界があります。血液中に増えすぎているようなら食事制限、場合によっては薬物療法が必要になります。

Q66 腹膜透析とはどのようなものですか？

透析療法には、**自宅や職場などでもできる**腹膜透析という方法もあります。

腹膜は、おなかの中の臓器を包む膜のこと。**腹膜で囲まれた空間（腹腔《ふくくう》）に透析液を入れ、血液浄化を進める方法**が腹膜透析です。腹膜透析は、自分のおなかに入れてある透析液にじわじわと血液の汚れを移していくのですが、限られた時間で一気に汚れを取り除く血液透析にくらべ、より自然なしくみに近く、腎臓の残存機能も長く保たれます。

透析液の入れ替えは自分でしなければなりませんし、消毒したり、入浴時にはカバーをしたりするなど感染を防ぐための対策も必要です。それでも、自己管理がしっかりできそうなら、血液透析を始める前にまず腹膜透析を試してみるのはよい選択です。

腹膜透析は、透析のたびに通院する必要はありません。ただし、多くの場合、腹膜が透析膜として機能するのは5～8年程度。その後は血液透析に移行します。

腹膜透析を始めることになったら、おへその下に孔《あな》を開けて腹腔内にカテーテルを入れる手術が必要です。カテーテルとは、透析液を入れたり出したりするやわらかい管のこと。手術時間は1時間程度です。

腹膜透析の特徴には次のようなものがあります。

- **透析は毎日続けておこなえるから、通院回数は月1～2回でよい**
- **尿の量は減るが、血液透析にくらべると保たれることが多い**
- **バッグを持ち歩けば外出先でも交換できる。長期の旅行も可能**
- **透析液の入れ替えは1日3～5回、バッグの交換は自分で（または家族が）おこなう**
- **カテーテルの出口付近は感染を起こしやすいので、清潔に保つことが大切**
- **血液透析にくらべると食事制限はゆるやか**

注液用のバッグは上に、排液用のバッグは下に置いておきます。透析液を入れたままにしておくので、多少、おなかが張ったように感じる人もいます。

腹膜透析のしくみ

腹腔内に透析液を入れておくと、網の目状の腹膜が透析膜となり、毛細血管を流れる血液中の老廃物や余分な水分などが透析液側に移ります。

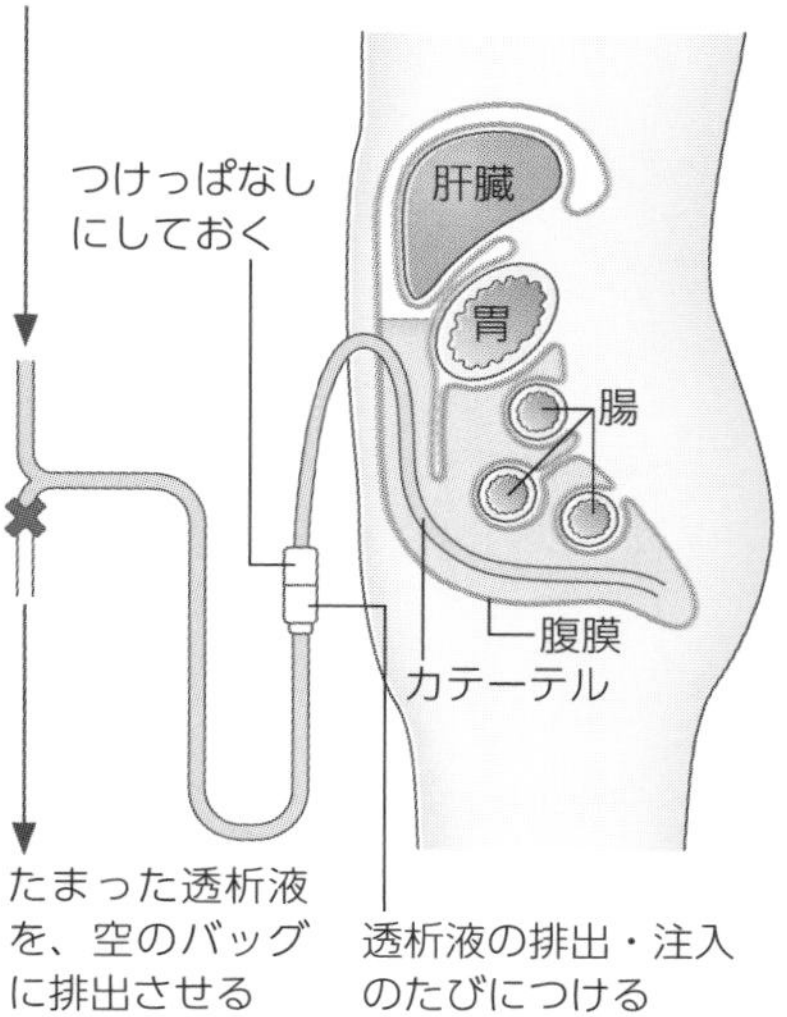

透析液が空になったら、上のバッグから新しい透析液が注入される
つけっぱなしにしておく
肝臓
胃
腸
腹膜
カテーテル
たまった透析液を、空のバッグに排出させる
透析液の排出・注入のたびにつける

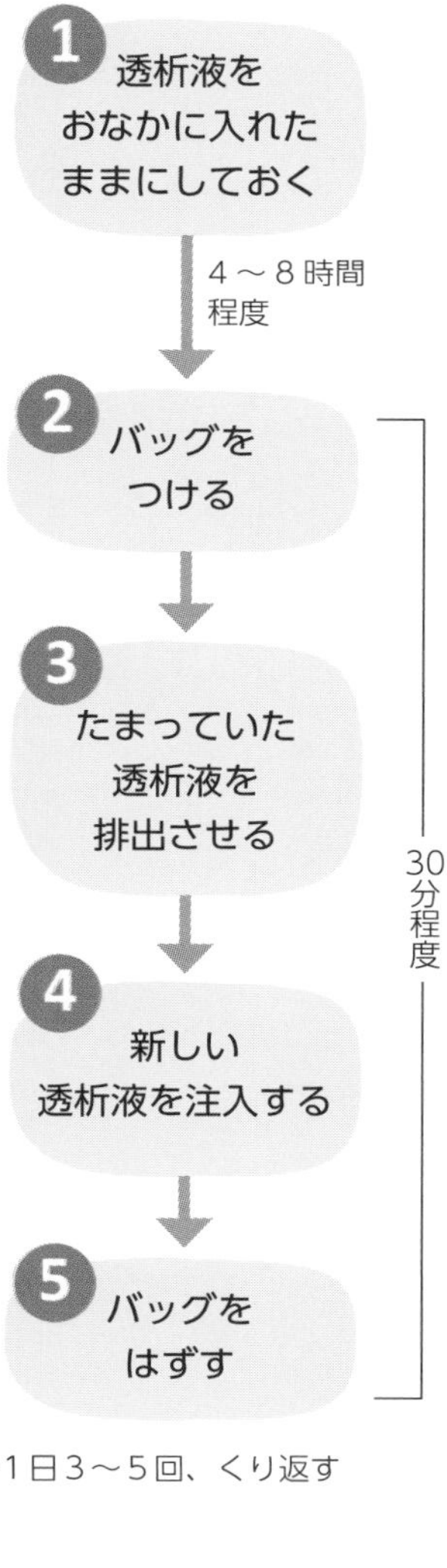

1 透析液をおなかに入れたままにしておく
4〜8時間程度
2 バッグをつける
3 たまっていた透析液を排出させる
4 新しい透析液を注入する
5 バッグをはずす
30分程度

❶〜❺までを1日3〜5回、くり返す

Q67 透析療法中に起こりやすい合併症はありますか？

透析を始めたばかりの時期に起こりやすい合併症は、**針を刺す部位の痛みや頭痛、低血圧、皮膚のかゆみなど**。多くの場合、しだいに軽くなりますが、念のため医師に相談をしてください。

長期的には、水分のたまりすぎで心臓への負担が増して心不全を起こしやすくなったり、脳出血や脳梗塞《のうこうそく》の発症率が高くなったりもします。

貧血や骨の代謝異常は透析前と同様に生じやすく、除去しきれない物質が骨や関節に沈着し、手指のしびれなどを起こすことも。感染症、がんの発生にも注意が必要です。

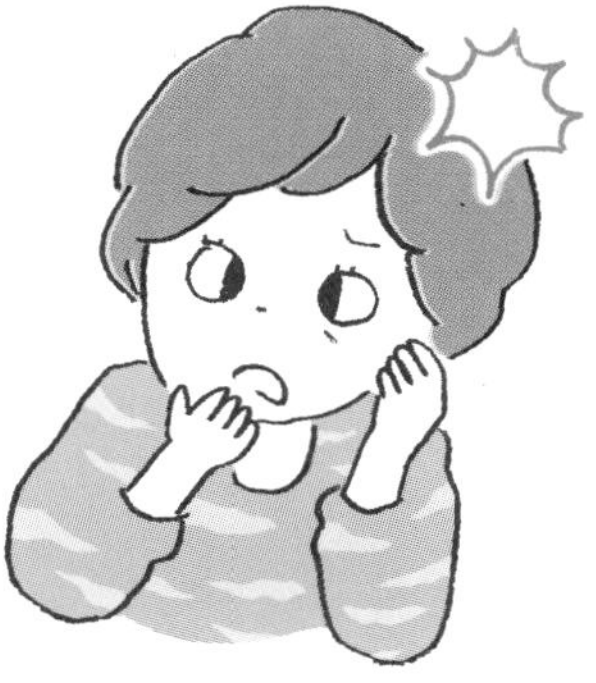

Q68 自宅で血液透析ができると聞いたのですが。

在宅血液透析（ＨＨＤ）なら、自宅でいつでも何度でもおこなえます。まだまだ実施例は少ないのですが、今後、普及していく可能性もあります。

通院しながら受ける血液透析は、健康保険制度上、週３回が限度です。しかし、**たまった汚れをまとめて片づけるより、毎日少しずつ片づけていくほうが体への負担は少ないのです**。それを可能にするのが、在宅血液透析です。

自宅でできるという点は腹膜透析と同じです。しかし、**腹膜透析より老廃物などを取り除く効果は高く、毎日のようにおこなえば、食事制限・水分制限はほとんど必要なくなります**。しかしながら、在宅血液透析を受けるための条件は多岐にわたり、患者さん自身がしなければならないことも多いため、実際に受けている人は、日本全国で８００人程度といわれています。比較的若い患者さんにかぎられているのが実情です。

医師は、患者さんの希望を踏まえて透析にかける時間や頻度、使用する透析液の種類などを指示します。その指示にしたがい、在宅での血液透析を進めます。

在宅血液透析の特徴には、次のようなものがあります。

● 自由度が高い

透析のたびに施設に通う必要がなく、自分の生活に合わせて実施できます。週5～6日おこなえば、1回の透析時間は2～3時間ですみます。

● 回数・時間を増やせるから、より自然

透析回数を増やしたり、ゆっくり時間をかけて透析したりすれば体内環境の変化が少なくなるため、体への負担は軽くなります。食べたり飲んだりできる量も増やせます。

自宅で寝ている間にできる腹膜透析がある

自動腹膜灌流《かんりゅう》装置（APD）という機械を使っておこなう方法のことです。APDにバッグをつないでおくと、透析液の注入・貯留・排液が自動的におこなわれます。寝返り程度なら、管が外れることはありません。

希望する場合は、主治医に相談してみましょう。

Q69 自宅で血液透析をおこなう条件を教えてください。

在宅でおこなう血液透析も、通院しながら受ける血液透析も、血液を浄化するしくみ自体は同じです。ただ、透析時に医療スタッフの立ち会いはありません。患者さん自身の「ぜひこの方法で」という強い思いがなければ続けにくい方法でもあります。

条件① 実施医療機関が近くにあるか

開始前には、医療機関で透析の手順や装置の操作、緊急時の対応法などについて指導・訓練を受ける必要があります。開始後は定期的に通院し、血液検査を含めたチェックを受け続けるようにします。

条件② すべて自分で管理できるか

透析のための準備、装置の操作、針刺し、片づけなど、すべて自分で管理し、実行しなければなりません。針刺しも患者さん自身でおこないます。医療従事者の資格をもつ家族がいれば、やってもらうこともできます。

条件③　介助者は確保できるか

透析中に緊急事態が発生したときなどは、患者さんにかわって装置の操作や医療機関への連絡ができる介助者が必要です。

条件④　自宅に装置を置ける状況か

装置を置くスペース、透析液などの保管場所の確保が必要です。装置を動かすための専用電源や、給水・排水設備の工事が必要になることもあります。

透析装置は医療機関から貸与されるので、購入する必要はありません。ですが、装置設置のための工事費などは自己負担となります。また、装置を動かすための電気代・水道代などはかかりますが、透析のための通院代は不要になります。

在宅血液透析も健康保険が適用され、治療費・薬代などの自己負担分は通院時と同じです。

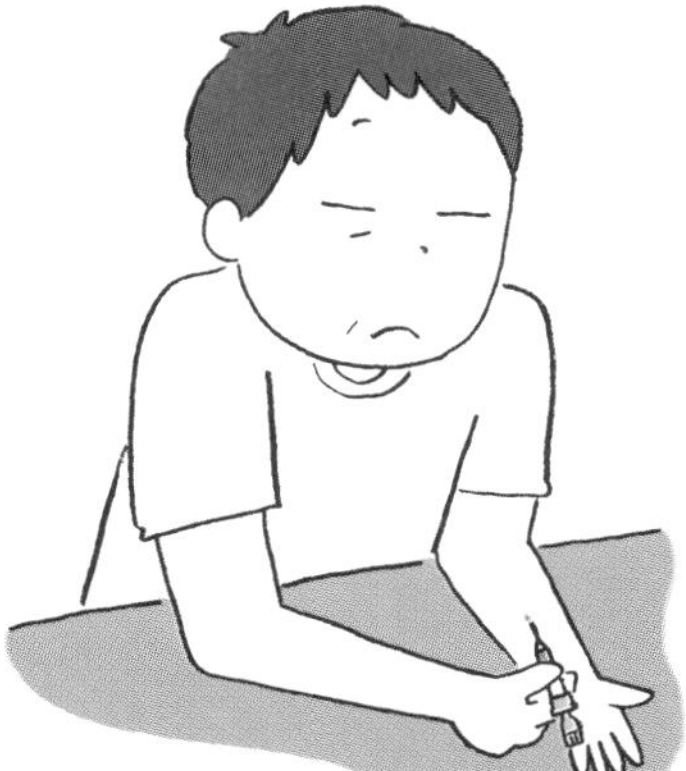

Q70 腎移植について教えてください。

透析療法が進化しているとはいえ、健康な腎臓の働きにまさるものはありません。健康な腎臓を分けてもらう腎移植が受けられれば、透析の必要はなくなります。**腎移植は、失われた腎臓の働きそのものを回復させる唯一の手段です**。日本の腎移植の成績は世界でもトップクラス。5年生着率、つまりもらった腎臓が5年後もきちんと働いている確率は生体腎移植で90％以上、献腎移植でも80％程度と良好です。献腎移植ではドナーと血液型や白血球の型が合う人が優先されますが、免疫抑制薬などの進歩もあり、実際にはだれの腎臓でも移植自体は可能です。

ただ、腎移植は「自分の腎臓を提供してもよい」という人がいて、初めて成り立つ治療です。幸運にも移植を受けられたら、健康的な生活を心がけ、もらった腎臓を守りましょう。うがい、手洗い、冷えの防止など、感染症を防ぐ対策も忘れないでください。腎移植の特徴は、次のようなものがあります。

●移植後の制限はほとんどない

移植した腎臓がしっかり働き始めれば、透析の必要はなくなります。活動に制限はなく、水分制限も不要。減塩やエネルギー量のコントロールは健康のために続けたほうがよいのですが、たんぱく質、カリウム、リンなどの制限はいらなくなります。

●腎臓以外に大きな問題はない患者さんが対象

手術に耐えられるだけの体力がある人が対象になります。腎臓病以外にも重い病気をもつ場合には、移植は受けられません。

●免疫抑制薬を使い続ける

移植後は拒絶反応が起こらないよう、免疫抑制薬の服用を続けます。感染症にかかりやすいので注意が必要です。

腎移植のしくみ

提供された腎臓の腎動脈・腎静脈を腹部の動脈・静脈に、尿管を膀胱につなぐことで移植は終了。血液が流れ込み、移植した腎臓が働き出します。

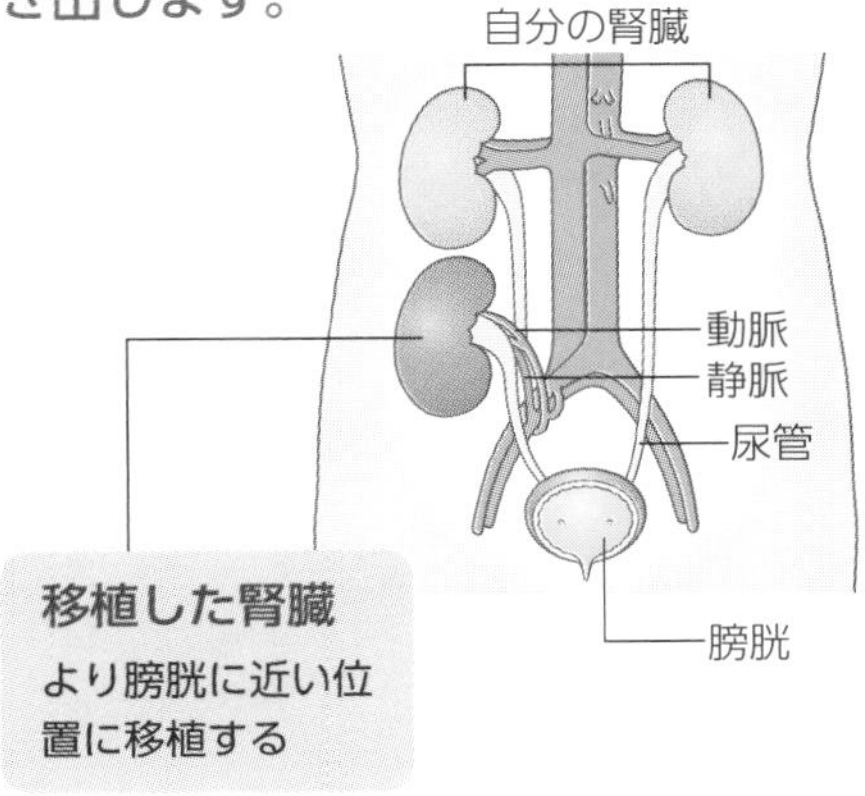
自分の腎臓
動脈
静脈
尿管
膀胱
移植した腎臓
より膀胱に近い位置に移植する

Q71

腎移植には2つのタイプがあると聞きました。

腎移植を受けるには、健康な腎臓を提供してくれる人（ドナー）が必要です。健康な人がドナーとなる場合と、亡くなった人がドナーとなる場合とで、少し違いがあります。

● 健康な人から腎臓をひとつもらう「生体腎移植」

患者さんの配偶者や親戚（6親等内の血族、配偶者と3親等内の姻族に限られる〈日本移植学会のガイドライン〉）で、「提供してもよい」という人がいれば、この方法が可能です。

ドナーは健康な成人で、腎機能も正常であることが求められます。ドナーの腎機能はいったん半減しますが、徐々に残った腎臓の機能が上がり、摘出前の7割程度まで戻ります。

● 亡くなった人の腎臓をひとつもらう「献腎移植」

日本臓器移植ネットワーク（https://www.jotnw.or.jp）を通じて、移植を受けたい人が、亡くなったドナー登録者から腎臓をもらう方法です。ただ、移植を希望して登録している人にくらべてドナー登録者は少なく、献腎移植を受けられる人は年間200人前後です。

移植手術には健康保険が適用されます。自己負担分についても、さまざまな助成制度を利用できるので、実際に自分で支払う額は低額ですむでしょう。透析治療を受けてきた人の場合、完全に透析が不要になるまでは特定疾病療養受療証（↓P157）が使えます。

ただし、健康保険の適用がない入院時の費用（差額ベッド代、食費など）は別途かかります。詳しくは病院の医療相談室などで相談を。

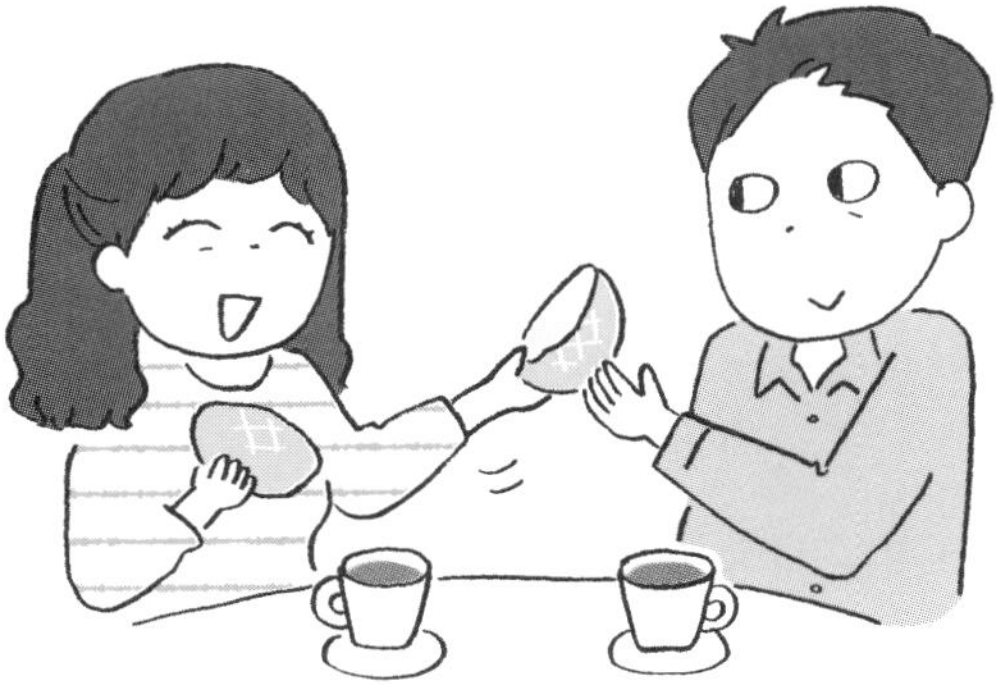

Q72 医療費の自己負担を減らすことはできますか？

公的な制度の利用で、医療費の自己負担は減らせます。その制度の利用には、**申請が必要です。**

慢性的な病気の治療は、診察代、検査代、薬代などの医療費がかかり続けます。慢性腎臓病の場合、進行するにつれ薬が増えていく分、医療費の自己負担も増していきます。

ただ透析治療については、公的な制度を利用することで、患者さん自身の自己負担額は月1万～2万円に抑えられます。制度の利用には申請が必要ですので、きちんと手続きしておきましょう。

自己負担額は減らせても、透析治療にかかっている実際の医療費は高額です。患者さん1人につき1年間で400万円以上、日本全体でみると1兆円をはるかに超えるお金が、透析治療に費やされています。

透析治療に至る前の段階でしっかり治療し、慢性腎臓病の進行を止めることは、自己負担だけでなく国の財政負担を軽くするという意味でも大切なことなのです。

透析を受けている患者さんが利用できる制度には、以下のものがあります。

● **特定疾病療養受療証**…透析療法が必要な慢性腎不全は「特定疾病」に指定されている。特定疾病療養受療証の交付を受け、医療機関の窓口に提示すれば、毎月の自己負担額は1万～2万円に減額される。

【申請先】加入している健康保険（または後期高齢者医療制度）の窓口

● **身体障害者手帳**…透析を受けている人だけでなく、透析は受けていなくても腎機能が一定レベルにまで低下している場合には、身体障害者手帳の取得が認められることもある。手帳の等級と所得により、透析療法以外の医療費についても助成が受けられる。各市区町村によって異なるので確認を。

【申請先】市区町村の障害福祉担当窓口

その他、原因疾患によっては、特定疾患医療給付制度、小児慢性特定疾患治療研究事業による補助の利用が可能なことも。通院先の医療相談窓口などで相談してみるとよいでしょう。

参考文献

日本腎臓学会編『エビデンスに基づくCKD診療ガイドライン2018』（東京医学社）
日本腎臓学会「サルコペニア・フレイルを合併した保存期CKDの食事療法の提言」
日本腎臓学会編『CKD 診療ガイド2012』（東京医学社）
山縣邦弘編『コメディカルのための CKD(慢性腎臓病) 療養指導マニュアル』（南江堂）
富野康日己著『よくわかる透析療法』（中外医学社）
富野康日己監修『最新版　本気で治したい人の腎臓病』（学研プラス）
小松康宏著『腎臓病にならない、負けない生き方』（サンマーク出版）

●編集協力　オフィス 201（小形みちよ）　柳井亜紀
●カバーデザイン　村沢尚美（NAOMI DESIGN AGENCY）
●カバーイラスト　伊藤ハムスター
●本文デザイン　南雲デザイン
●本文イラスト　松本麻希　千田和幸

※本書は、2016年に小社より刊行された、健康ライブラリー イラスト版『腎臓病のことがよくわかる本』に加筆・再編集したものです。

監修者プロフィール
小松康宏（こまつ・やすひろ）
1984年、千葉大学医学部卒業。聖路加国際病院副院長・腎臓内科部長を経て、2017年11月より群馬大学大学院医学系研究科医療の質・安全学講座教授、2018年4月より群馬大学医学部附属病院特命副病院長。東京女子医科大学非常勤講師。慢性腎臓病の名医として知られるが、「神の手」より大切なのは、医師・看護師・栄養士・薬剤師らが緊密に連携しあう「チーム医療」との信念をもつ。「患者本位の医療」を実践する立場から、「患者本位の医療」を実践する立場から、「腎臓病 SDM推進協会」の代表幹事として、共同意思決定に基づく治療法選択の普及に努めている。著書に『慢性腎臓病患者とともにすすめる SDM実践テキスト――患者参加型医療と共同意思決定』（共著、医学書院）、『腎臓病診療に自信がつく本』（カイ書林）、『シチュエーションで学ぶ 輸液レッスン』（共著、メジカルビュー社）、『腎臓病にならない、負けない生き方』（サンマーク出版）など。

健康ライブラリー
名医《めいい》が答《こた》える！ 腎臓病《じんぞうびょう》 治療大全《ちりょうたいぜん》

2021年7月13日 第1刷発行

監　修　小松康宏（こまつ・やすひろ）
発行者　鈴木章一
発行所　株式会社講談社
〒112-8001　東京都文京区音羽二丁目12-21
電話　編集　03-5395-3560
販売　03-5395-4415
業務　03-5395-3615

KODANSHA

印刷所　豊国印刷株式会社
製本所　株式会社国宝社

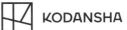

ISBN978-4-06-524112-7
N.D.C.493 158p 19cm

【講談社　健康ライブラリー　イラスト版】

心臓弁膜症
よりよい選択をするための完全ガイド

加瀬川 均　監修
国際医療福祉大学三田病院心臓外科特任教授

患者数・手術数とも多いのに知られていない心臓弁膜症。放置すれば心房細動や心不全のおそれもある。病気のしくみから最新治療法まで徹底解説。

ISBN978-4-06-523502-7

脳卒中の再発を防ぐ本

平野照之　監修
杏林大学医学部教授・脳卒中センター長

発症後1年間は、とくに再発の危険が高い脳卒中。〝二度目〟を起こさないためにできることは？　退院後の治療から生活の注意点まで徹底解説。

ISBN978-4-06-516835-6

口・のどのがん
舌がん、咽頭がん、喉頭がんの治し方

三谷浩樹　監修
がん研有明病院頭頸科部長

舌や声、飲み込みの違和感に要注意！　診断の流れからリハビリの進め方まで、ひと目でわかるイラスト図解。ベストな治療法を選ぶための完全ガイド。

ISBN978-4-06-520825-0

大動脈瘤と大動脈解離がよくわかる本

大木隆生　監修
東京慈恵会医科大学血管外科教授

高齢化にともない年々増加する大動脈瘤や大動脈解離。薬だけでは完治せず、破裂すれば命にかかわる。病気の基礎知識から、最新の治療法まで。

ISBN978-4-06-519028-9

アルツハイマー病のことがわかる本

新井平伊　監修
順天堂大学医学部名誉教授
アルツクリニック東京院長

認知症をまねく最大の原因がアルツハイマー病。「おかしい？」と思ったら、すぐに対策をとろう！　認知症の発症・進行を防ぐ、最新知識と暮らし方。

ISBN978-4-06-518326-7